新编医学影像基础与诊断

赵丽娜　编

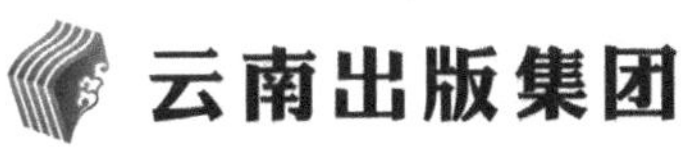

云南科技出版社
·昆　明·

图书在版编目（CIP）数据

新编医学影像基础与诊断 / 赵丽娜编 . -- 昆明 :
云南科技出版社 , 2020.9
ISBN 978-7-5587-3049-8

Ⅰ . ①新… Ⅱ . ①赵… Ⅲ . ①影像诊断－高等学校－
教材 Ⅳ . ① R445

中国版本图书馆 CIP 数据核字 (2020) 第 169011 号

新编医学影像基础与诊断
XINBIAN YIXUE YINGXIANG JICHU YU ZHENDUAN
赵丽娜　编

责任编辑：张　磊
封面设计：陈然杰
责任校对：秦永红
责任印制：蒋丽芬

书　　号：ISBN 978-7-5587-3049-8
印　　刷：云南出版印刷集团有限责任公司华印分公司
开　　本：787mm × 1092mm　1/16
印　　张：8.25
字　　数：200 千字
版　　次：2020 年 9 月第 1 版
印　　次：2020 年 9 月第 1 次印刷
定　　价：88.00 元

出版发行：云南出版集团　　云南科技出版社
地　　址：昆明市环城西路 609 号
电　　话：0871-64170939

前　言

近代科技的飞跃发展使影像学技术获得很大进步，医学影像学更是取得了里程碑式的成就。然而，目前针对广大医务工作者的医学影像学专业书籍多数还停留在对常见病、多发病的常规诊断上，少数能追踪最新影像学进展的专业书籍却又缺乏系统性和统筹兼顾性，更没有把医学影像学作为一门学科进行整体、全面介绍。从学科发展需求及市场需求上分析，现急需一本新的影像医学专业书籍来解决这些问题，因此，《新编医学影像基础与诊断》应运而生。

全书主要以文字叙述为主，言简意赅，辞约意丰，并附有表格与插图，图文并茂，简洁易懂。本书的特点是：①科学性强，章节编排符合科学的临床思维过程，撰写内容阐述有据；②先进性强，本书总结归纳了国际上医学影像研究的较新观点及内容；③实用性强，内容翔实、新颖，尤其是临床医学的各种诊断技术、临床表现、治疗措施均有详细的阐述，引用国内外资料十分丰富而新颖，具有很强的实用性。

本书的编写离不开吸收继承国内外前辈与同道们许多宝贵经典的理论与经验，在此表示崇高的谢意！

由于作者水平所限，加之时间仓促，疏漏错误再所难免，望同道批评赐正。

目　录

第一章　颈部病变

一、正常颈部解剖和 CT 影像

1.颈部分区：颈部范围上起口底(下颌舌骨肌)，下至胸廓入口(第 1 胸椎)。分为四个区。

1)脏器区：位于颈部最前面，前缘是带状肌，侧后与胸锁乳突肌、颈鞘血管、颈椎椎体相邻。主要结构是下咽部、喉部、气管、食管、甲状腺和甲状旁腺。

2)两个外侧区：位于脏器区和后区之间，左右各一，由颈动脉鞘和外围的脂肪组成，称为颈动脉间隙，另外还有颈外动脉起始部，第Ⅸ～Ⅻ对脑神经、颈交感干及淋巴等结构。

3)后区：主要是颈椎和肌肉。

2.淋巴系统：头颈部有三条主要的淋巴链引流至胸部，即副神经淋巴链、颈内静脉淋巴链、颈横淋巴链。颈深淋巴结沿颈内静脉淋巴链分布，分上、中、下三组。颈浅淋巴结有颈下淋巴结、颌下淋巴结和腮腺内及其周围淋巴结。

3.甲状腺和甲状旁腺：甲状腺位于颈前正中，分左、右两叶，中间以峡部相连，呈蝴蝶形。甲状腺上缘起自甲状软骨下方或中部，下缘约平第 6 气管环。正常甲状腺的前后径(即厚度)为 2～3cm，左叶或右叶的左右径(即宽度)为 2～3cm，上下径(即长度)为 6～7cm。甲状腺各径线女性比男性略小。正常甲状腺由于含碘量比周围软组织高，故 CT 平扫呈均匀高密度，边缘清楚。增强扫描甲状腺呈均匀性显著强化。正常甲状旁腺因体积较小，CT 平扫一般难以显示。

二、颈部脏器区病变

(一)甲状腺弥漫性肿大

甲状腺弥漫性肿大是由不同病因引起甲状腺大小和形态改变，常见于单纯性甲状腺肿、弥漫性毒性甲状腺肿(Grave 氏病，GD)、慢性淋巴细胞性甲状腺炎、亚急性甲状腺炎(简称亚甲炎，SAT)，诊断与鉴别诊断要结合临床和实验室检查，影像学检查的主要目的是为了了解肿大程度、有无结节以及病变与周围结构的关系。

【诊断要点】

1.单纯性甲状腺肿：是因饮食中长期缺碘，导致血中甲状腺素水平下降，引起腺垂体分泌过多的促甲状腺素，促使甲状腺弥漫性肿大。散发的单纯性甲状腺肿占人群的 5%，女性发病是男性的 3～5 倍，当局域人群发病超过 10%时，称为“地方性甲状腺肿”。生理性甲状腺肿大见于青春期、妊娠期或绝经期女性，这是人体对甲状腺素需要量增加所引起的。生理性甲状腺肿大在成年或分娩后自行缩小。

1)大多数患者除甲状腺肿大外，没有其他症状和体征。

2)甲状腺轻、中度肿大，质软，平滑，活动。

3)重度肿大者可出现压迫症状：

(1)如压迫气管、食管出现咳嗽、气喘、吞咽困难。

(2)压迫喉返神经、颈交感神经链出现声音嘶哑、Homner 综合征。

(3)肿大的甲状腺向纵隔胸骨后延伸可出现头颈及上肢血液回流障碍表现。

4)实验室检查:血清三碘甲状腺原氨酸(T_3)和血清四碘甲状腺原氨酸(T_4,即甲状腺素)正常,T_4/T_3 比值升高,甲状腺球蛋白(Tg)水平升高。促甲状腺素(TSH)增高(正常值为 2～10mu/L)

5)B 型超声:探测甲状腺肿大程度,有无结节或肿块。

6)放射性核素检查:^{131}I 分布不均,增强和减弱区呈灶性分布。

2.Grave 氏病:属器官特异性自身免疫性疾病,是原发性甲状腺功能亢进的常见病因(85%),发病率为 2/万～5/万,男女之比为 1∶4～1∶6,发病高峰年龄在 20～50 岁,有显著的遗传倾向。

1)症状:甲状腺毒症表现为心悸、性情急躁、易激动、怕热多汗、多食、体重减轻、月经失调、双手颤动、突眼等。

2)体征:甲状腺弥漫性肿大。

3)特殊表现:甲状腺危象、甲亢性心脏病、胫前黏液性水肿。

4)实验室检查:T_3、T_4 增高。

5)B 型超声:甲状腺肿大,无结节,血流丰富。

6)放射性核素检查:^{131}I 摄取率均质性增强,分布均匀。

3.慢性淋巴细胞性甲状腺炎:包括桥本甲状腺炎(Hashimoto thyroiditis,HT)和萎缩性甲状腺炎(atrophic thyroiditis,AT),均属于累及甲状腺的自身免疫性疾病。发病高峰年龄为 30～50 岁,女性多见,男女发病之比为 1∶3～1∶5。临床上半数有甲状腺功能减退,HT 伴有甲亢者称桥本甲状腺毒症(Hashitoxicosis),少数病例可有浸润性突眼,有结节的 HT 并发癌的可能性较大。

1)临床起病缓慢,病程较长(1～2 年)。

2)体征:甲状腺弥漫性肿大,一侧肿大明显,质地韧,少数可有结节。

3)实验室检查:

(1)血中自身抗体滴度升高。

(2)甲状腺功能正常时,TPOAb、TgAb 滴度显著增高。

(3)甲减者,血清 T_3、T_4 减低,TSH 显著增高(正常值为 2～10mu/L)。

(4)亚临床甲减者,FT_4、FT_3 正常,TSH 轻度升高。

4)B 型超声:甲状腺弥漫性增大,一侧增大明显,甲状腺功能正常者多为低回声,甲状腺功能低下者多为不均回声。

5)放射性核素检查:HT 患者甲状腺显像聚^{99m}Tc 功能受损程度比亚急性甲状腺炎(SAT)轻,合并甲减者甲状腺吸碘率可正常或偏高。晚期,^{131}I 摄取率减低,分布不均,可见“冷结节”。

4.亚急性甲状腺炎(简称亚甲炎,SAT):又称 De Quervain 甲状腺炎、肉芽肿性甲状腺炎、巨细胞性甲状腺炎,由病毒或病毒产生变态反应引起的非化脓性炎症。多继发于上呼吸道感染,好发于中年女性,平均发病年龄为 36.8 岁。

1)症状:

(1)早期有咽喉痛、吞咽痛以及甲状腺区压痛,常伴有低热。

(2)早期症状消退后可出现颈部压迫症状和甲状腺功能减退,愈后甲状腺功能多恢复正常。

2)体征:常见甲状腺中度肿大,质地较硬,有压痛,体温升高,血沉加快。

3)实验室检查:血清 T_3、T_4、FT_3、FT_4 均升高。TM-Ab、TG-Ab 增高,血沉增快。

4)放射性核素检查:甲状腺摄^{131}I 量显著降低对诊断有参考价值。

5)B 型超声:甲状腺体积增大,血流减慢。

【CT 表现】

上述四种引起弥漫性甲状腺肿大的病变,影像学检查共性表现是:

1.双侧甲状腺弥漫性肿大,边缘规则清楚(图 1-1)。

2.甲状腺呈均匀低密度,CT 值＜70HU(正常甲状腺 CT 值在 70～90HU)(图 1-1)。

3.增强扫描:增大的甲状腺轻度强化,密度大致均匀(图 1-2)。

4.肿大的甲状腺内没有明确的结节或肿块存在。

5.特异性表现:

1)单纯性甲状腺肿可出现气管、食管、上腔静脉受压移位变形;不规则钙化或蛋壳样钙化(图 1-1);肿大的甲状腺向下延伸至上纵隔(图 1-3)。

2)部分 GD 眼病患者增强扫描见肿大的甲状腺显著强化,或腺体内出现细小的强化血管影,反映了本病腺体内血管增多的病理改变,眼型 GD 病眼眶 CT 显示眼球突出,眼肌增厚,球后结构正常(图 1-4)。

3)桥本甲状腺炎:甲状腺增大以一侧为主,峡部增大,平扫甲状腺密度与颈部肌肉密度相当,CT 值在 50HU 上下,增强扫描有强化仍低于正常甲状腺密度,部分病例可出现不均匀片状强化(图 1-5)。

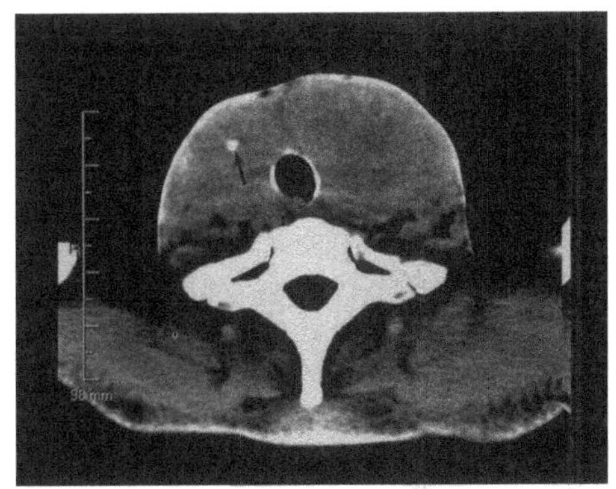

图 1-1　单纯性甲状腺肿

CT 平扫见两侧甲状腺弥漫性肿大,密度尚均匀,低于正常甲状腺密度,其内见斑点状钙化(↑),气管受压稍向右偏

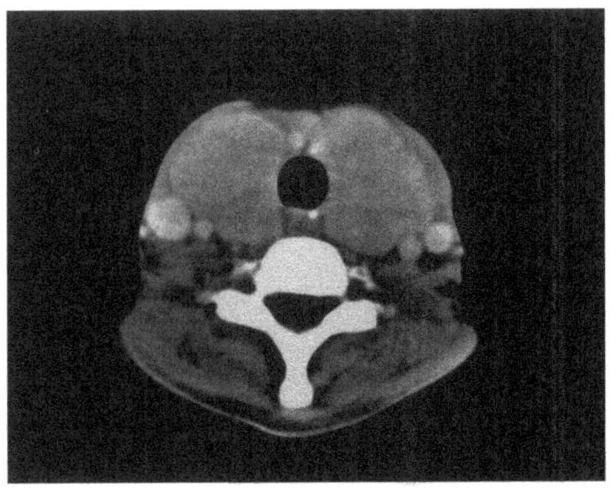

图 1-2　单纯性甲状腺肿

增强扫描见两侧甲状腺对称性肿大,密度尚均匀,边界清楚,周围大血管受压向后外侧移位

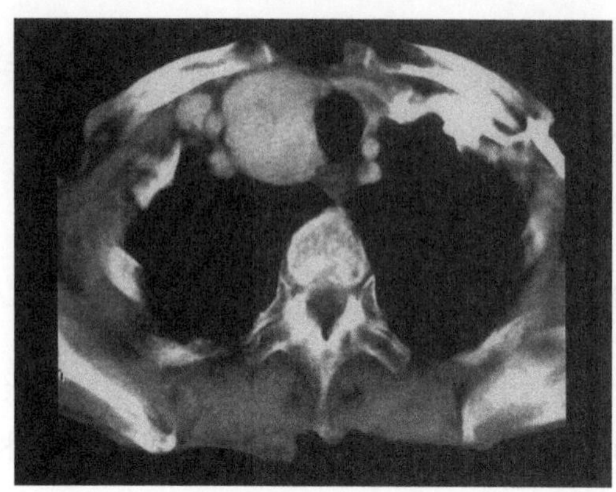

图 1-3　胸廓内甲状腺

增强扫描见右侧甲状腺肿大向纵隔内延伸，密度均匀，边界清楚，气管和周围大血管受压移位

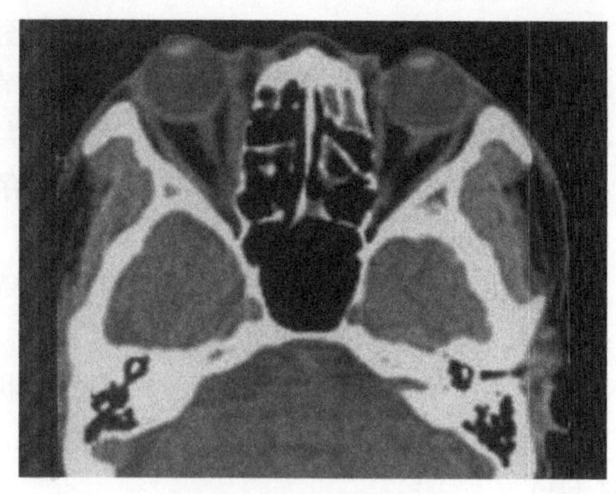

图 1-4　Grave 氏眼病

CT 平扫见右侧眼球突出，右侧内直肌和外直肌显示增厚，球后结构正常

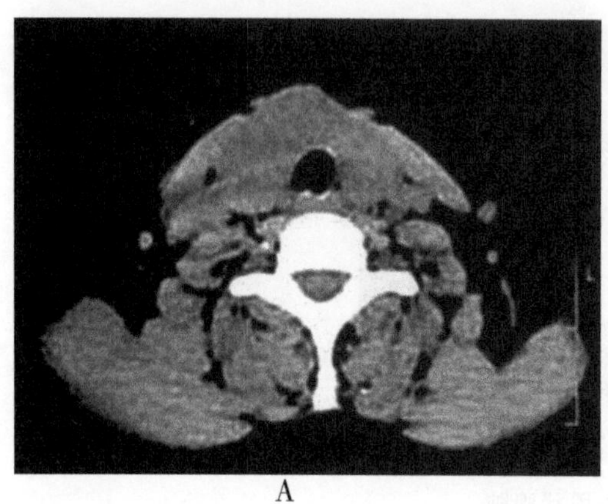

A

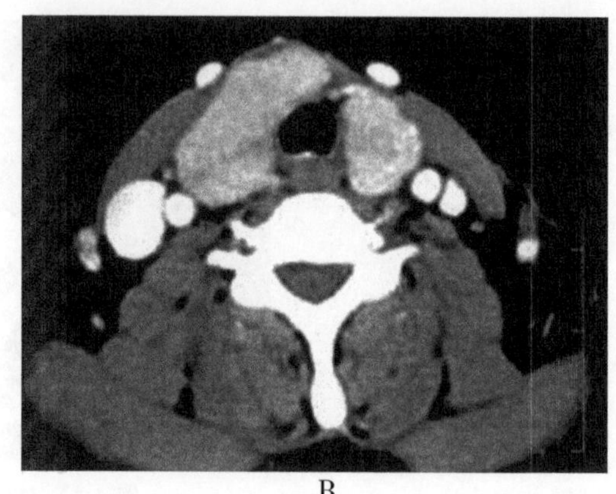

B

图 1-5　桥本甲状腺炎

A.甲状腺弥漫性肿大，峡部肿大明显，整个甲状腺呈均匀低密度，低于同侧胸锁乳突肌 B.增强扫描甲状腺呈均匀强化，密度高于肌肉密度

(二)结节性甲状腺肿

结节性甲状腺肿(又称腺瘤样甲状腺肿，adenomatous goiter)，由单纯性甲状腺肿未及时治疗逐渐发展形成结节，并非真正的腺瘤。结节性甲状腺肿后期可继发甲亢，称毒性结节性甲状腺肿(又称 Plummer 氏病)。患者多在 40 岁以上，有甲亢症状，心肌损害多见，但无突眼。结节性甲状腺肿是甲状腺良性疾病之一，临床上无特征性表现且有恶变可能，手术是治疗的重要手段。

【诊断要点】

1.症状和体征：

1)一般无明显症状，甲状腺轻至中度肿大，平滑，质软。

2)重度肿大者结节可达数百克至数千克，引起压迫症状。

3)甲状腺向下延伸至胸骨后压迫上纵隔血管，可出现头颈部和上肢静脉回流受阻。

2.实验室检查：T_4、T_3 正常，T_4/T_3 比值增高，TSH 增高，血清甲状腺球蛋白(Tg)水平升高。

3.B 型超声：可显示甲状腺肿大及结节的大小、部位和数量。

4.放射性核素检查：^{131}I 分布不均，增强和减弱区呈灶性分布。结节性甲状腺肿多表现为冷结节，且边界清楚。

【CT 表现】

1.结节性甲状腺肿按其 CT 表现分多结节型、单结节型、囊肿型：

1)甲状腺腺体内可见多个低密度结节，大小 1～3cm，分布相对均匀（图 1-6），少数病例为单个结节。

2)甲状腺不对称性肿大，腺体表面隆起可有浅分叶，包膜完整，边缘清楚（图 1-7）。

3)结节边缘模糊，密度均匀，结节囊变者密度不均匀（图 1-8）。

2.气管、头臂血管及食管受压移位（图 1-9）。

3.增强扫描：

1)肿大的甲状腺有强化，不如正常甲状腺强化明显。

2)病灶与正常甲状腺密度差增加，单结节均匀强化。

3)囊肿型结节和囊壁与周围甲状腺组织同步强化（图 1-10），是囊肿型甲状腺肿的特征表现之一。

4.鉴别诊断

1)甲状腺癌：肿块破坏腺体包膜，侵犯腺体外结构，呈现“阶段缺损症”，即腺体包膜线中断；常有淋巴结肿大。

2)HT：甲状腺弥漫性增大以单侧为明显，峡部常肿大，边缘模糊，密度普遍低于正常甲状腺而类似肌肉组织。增强扫描呈片状不均匀强化。

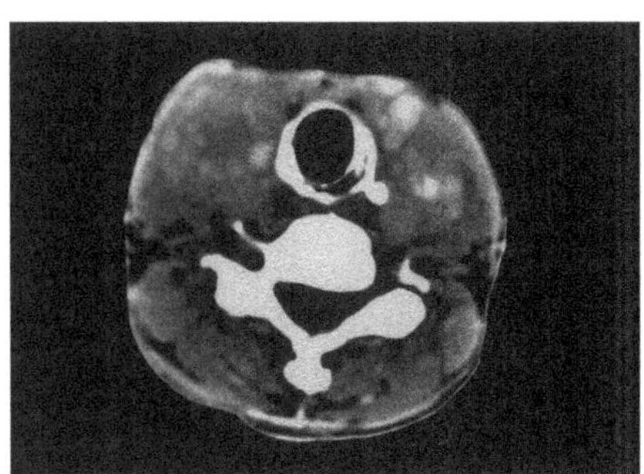

图 1-6　结节性甲状腺肿

CT 平扫见两侧甲状腺肿大呈不均匀低密度，结节分布相对均匀，另见残存甲状腺组织呈高密度

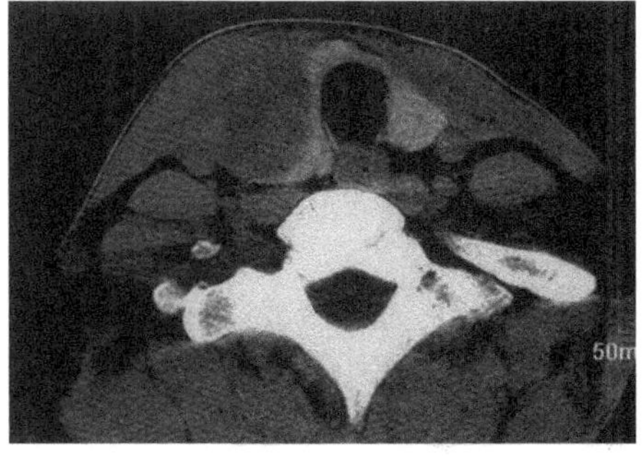

图 1-7　结节性甲状腺肿

CT 平扫见右侧甲状腺肿大，内见类圆形不均匀低密度灶，腺体包膜完整，与残存甲状腺分界清楚

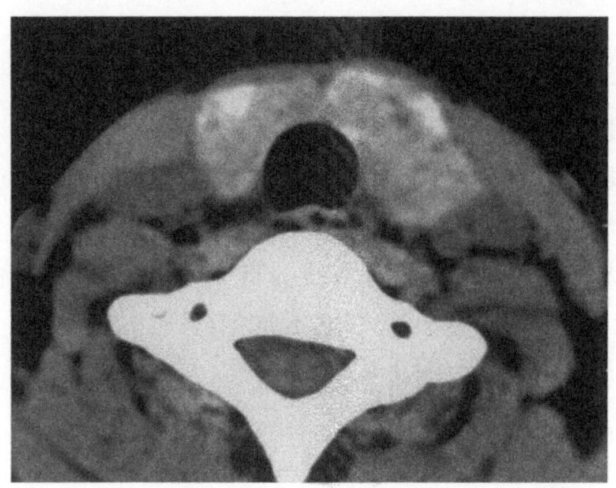

图 1-8　结节性甲状腺肿

CT 平扫见甲状腺肿大有分叶,内见多个低密度结节,边缘模糊不清

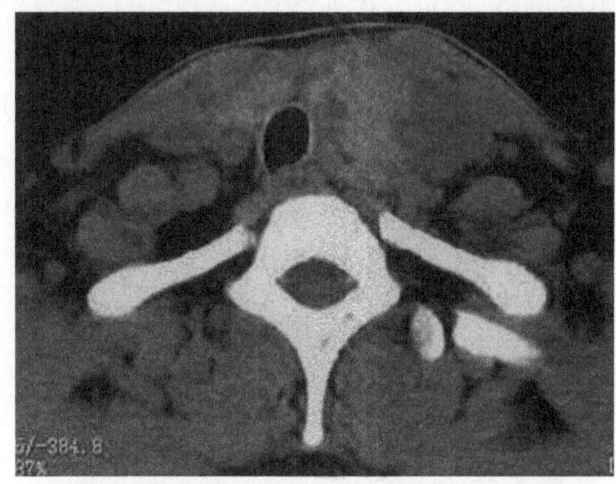

图 1-9　结节性甲状腺肿

左侧甲状腺肿大,其内见不规则低密度结节,气管受压右移,峡部肿大,其内见点状低密度

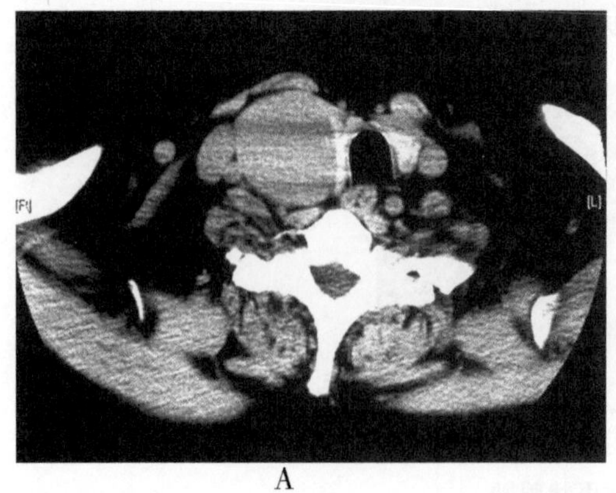

A

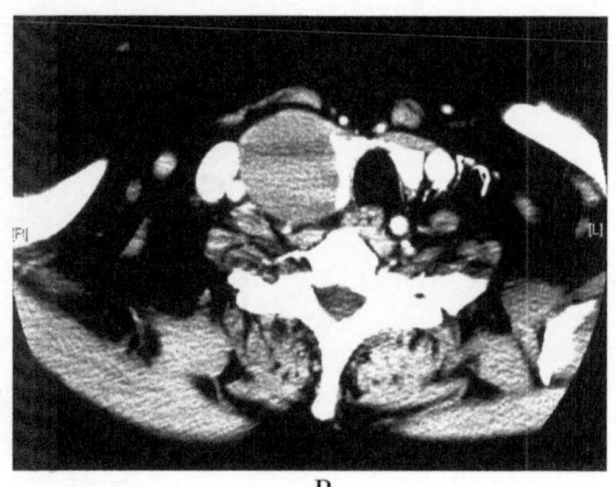

B

图 1-10　甲状腺肿(囊肿型)

A.CT 平扫见右侧甲状腺内圆形低密度灶,气管和周围大血管受压移位 B.增强扫描见右侧残存甲状腺和囊肿壁明显强化,边界清晰

（三）甲状腺腺瘤

甲状腺腺瘤是甲状腺最常见的良性肿瘤，占甲状腺良性肿瘤的85%。其中滤泡性腺瘤占95%，常有乳头状或假乳头状结构。发病年龄12～87岁，发病高峰年龄为40～49岁，女性多见，男女之比为1∶3～1∶5，多在甲状腺功能活跃时发病。病程缓慢可达数年，一般不发生癌变。

【诊断要点】

1.症状和体征：

1)甲状腺肿物生长缓慢，无明显自觉症状。肿块大者可有气管及食管压迫症状，侵犯喉返神经可有声音嘶哑。

2)囊性乳头状腺瘤常有瘤内突然出血，肿瘤可迅速增大和胀痛。

3)颈前一侧甲状腺部位触及单发类圆形肿块，随吞咽上下移动，质硬，有弹性。

2.实验室检查：甲状腺功能正常，甲状腺球蛋白升高。

3.B型超声：甲状腺内团块状低回声，并可显示数量和大小。

4.放射性核素检查：多数为温结节，腺瘤囊变表现为冷结节，边缘清晰，也可为凉结节或温结节，极少数为热结节。

【CT表现】

1.甲状腺增大，其内单发类圆形结节或肿块(图1-11)，少数为多发；大小在0.5～8cm，平均4.5cm。少数可累及整个甲状腺(图1-12)。

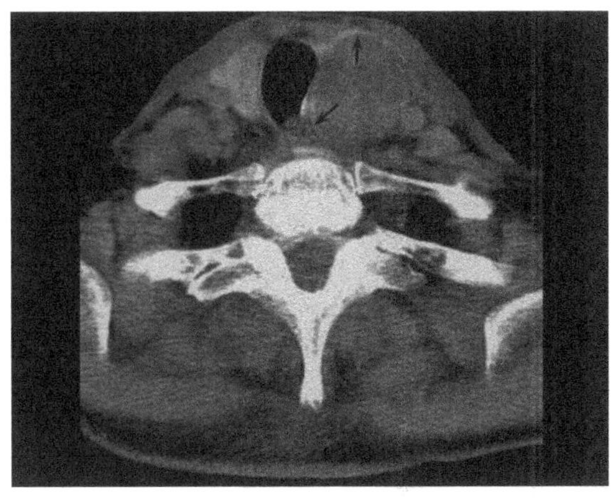

图1-11　甲状腺腺瘤

CT平扫见左侧甲状腺内类圆形软组织肿块，密度均匀，低于甲状腺密度，边界清楚，有完整包膜(↑)，气管受压变形且向右移

2.肿块呈均匀低密度或混杂密度，边缘清楚，包膜完整，钙化少见(图1-12)。

3.腺瘤大者可见气管、食管受压移位变形(图1-12，图1-13)。

4.增强扫描：

1)瘤周环状强化伴瘤内结节强化是甲状腺腺瘤的特征表现(图1-13)。部分病例表现为轻度均匀强化伴有或不伴有低密度不强化裂隙，病灶强化明显，但仍低于甲状腺的强化程度，仍呈相对低密度，病灶边缘显示较平扫清晰(图1-14)。

2)动态增强扫描，随着时间推移强化范围扩大，密度趋向均匀，不强化部分缩小，延时数分钟后病灶密度与对侧甲状腺密度相等(图1-13)。

5.结节性腺瘤瘤体中出现部分或大部分囊变区，囊壁较厚，较规则，有时囊壁上可见小乳头突起(图 1-12)。

6.鉴别诊断：

1)甲状腺腺瘤平扫容易与结节性甲状腺肿混淆(图 1-10)。后者常为多发，均匀低密度，增强扫描肿块内无强化结节。

2)甲状腺滤泡型乳头状癌与甲状腺腺瘤的 CT 表现有相似之处，但甲状腺癌形态不规则，常突破腺体包膜侵犯邻近组织，肿块边缘不清，常有灶内钙化，可助鉴别。

3)血供丰富的滤泡型腺瘤易与血管性肿瘤混淆，有明显强化、延迟呈等密度或高密度充填。增强早期边缘斑点状强化进行性扩大是血管瘤的强化特征。而甲状腺腺瘤增强早期环状强化。

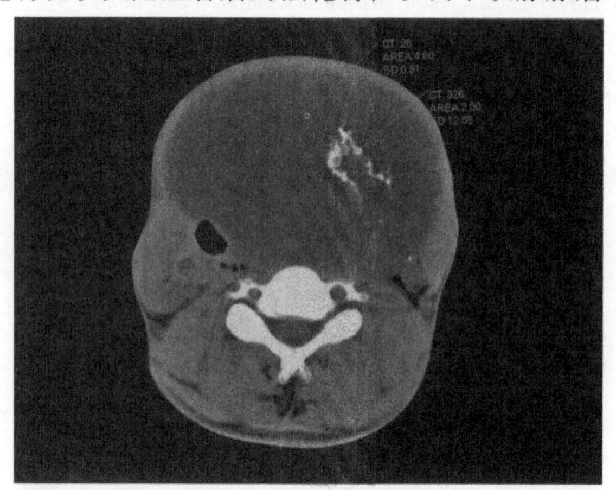

图 1-12　甲状腺囊腺瘤

CT 平扫见左侧甲状腺区巨大囊性低密度肿块，其内密度不均匀，并见条状钙化，肿块经中线累及右颈部，气管受压明显移位

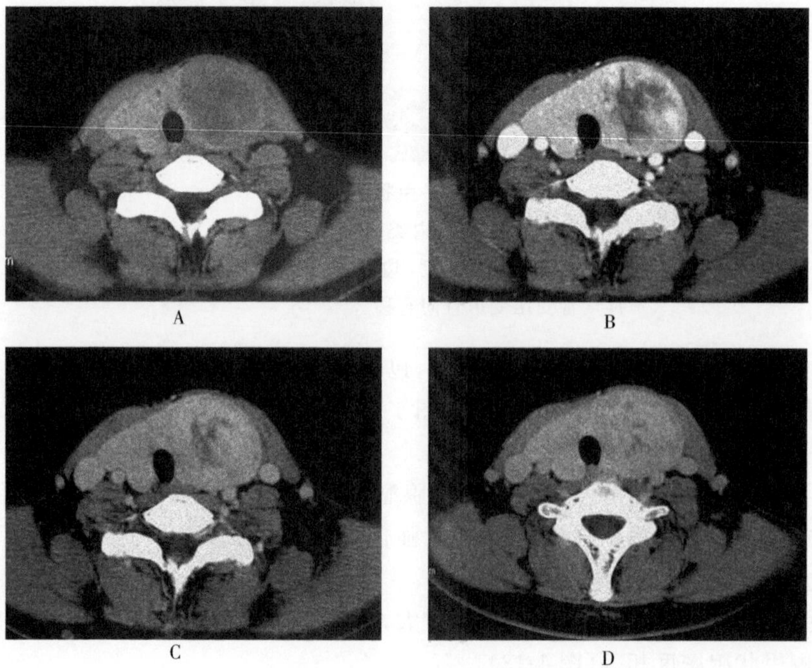

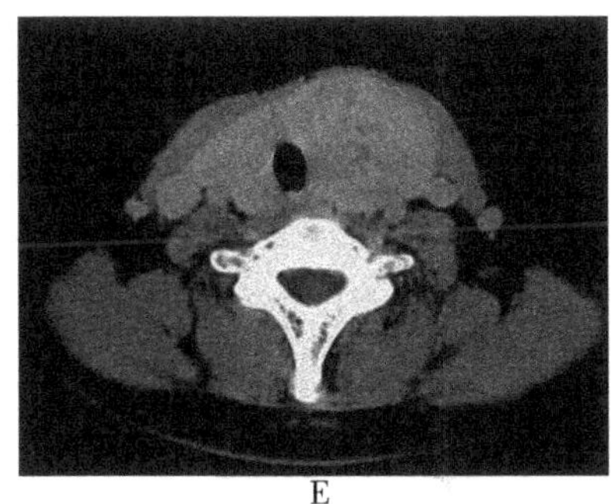

E

图 1-13　甲状腺腺瘤

A.CT 平扫见左侧甲状腺肿大，内见圆形不均匀低密度肿块，包膜完整，气管受压变形；B～E.间隔 2 分钟动态增强，动脉期肿块不均匀强化伴有结节状明显强化，有星状裂隙不强化区，随着时间延迟强化范围扩大，密度均匀，不强化区逐渐缩小，7 分钟后肿块与正常甲状腺组织呈等密度

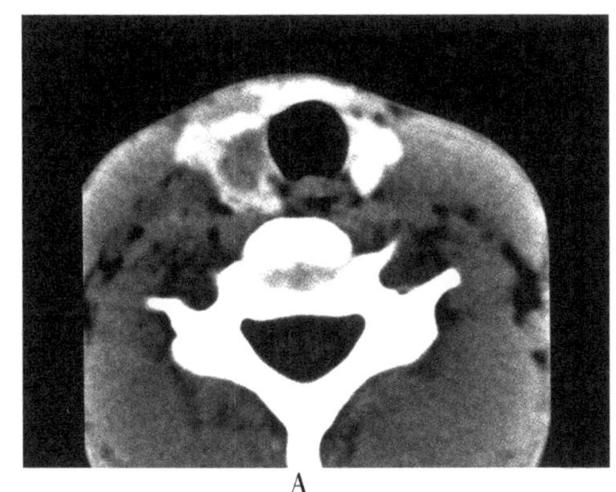

A

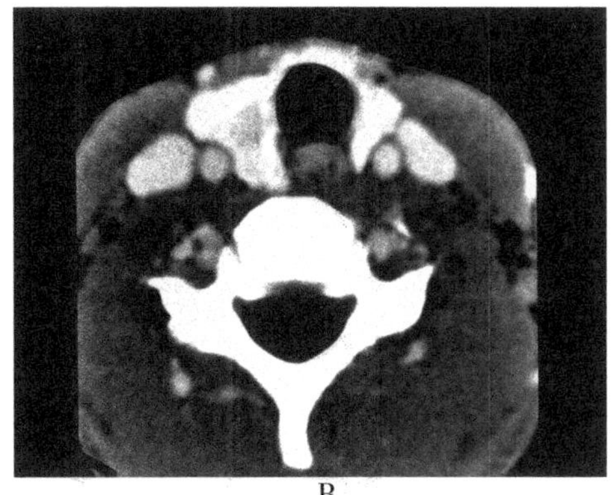

B

图 1-14　甲状腺腺瘤

A.CT 平扫见右侧甲状腺内有一直径约 1cm 大小的类圆形低密度灶，边界尚清楚；B.增强扫描见病灶强化，但仍呈相对低密度

（四）甲状腺癌

甲状腺癌是常见的颈部恶性肿瘤，也是内分泌系统最常见的恶性肿瘤之一，占全身恶性肿瘤的 1%～1.5%。平均发病年龄为 35～45 岁，多见女性，男女之比为 1∶2.3～1∶3.5，病程缓慢，就诊前病史平均为 16 个月，半数病例有淋巴结转移，组织学上 60%为高分化乳头状癌（papillary thyroid carcinoma，PTC），占儿童恶性甲状腺肿瘤的 90%以上。其次为滤泡癌（follicular carcinoma，占 20%）、髓样癌和未分化癌。

【诊断要点】

1.症状和体征：

1）甲状腺不对称性增大，短期增大明显。

2）可触及肿块，质硬、表面不平且位置固定。

3）侵犯压迫喉、气管、食管及周围组织出现声音嘶哑、呼吸和吞咽困难，压迫颈交感神经节可引起 Homner 综合征。

4）颈淋巴结转移，远处转移可至骨（扁骨为主）、肺、脑等处。

2.B 型超声：甲状腺囊性占位内实性结节，实性部分回声不均匀，伴有钙化者呈强回声。

3.实验室检查：

1)甲状腺球蛋白可为弱阳性，S-100 蛋白、EMA 阳性，部分病例 CEA 阳性。

2)10 号染色体的 RET 基因和 1 号染色体的 NTRK1 基因重组。

4.放射性核素检查：

1)放射性核素血流显像：阳性者为恶性，诊断符合率为 88.6%；阴性者为良性，符合率为 93.3%。

2)放射性核素扫描：表现为冷结节，边缘模糊。

5.经皮细针穿刺细胞学检查：穿刺成功率为 85%，对鉴别甲状腺结节的性质有价值。

【CT 表现】

1.甲状腺肿大累及一叶、双叶或整个甲状腺，可向下延伸到纵隔(图 1-15)，肿块大小在 0.8～10cm。

2.肿块呈不均匀软组织密度肿块，可有岛状甲状腺组织和钙化斑点(图 1-15B，图 1-16)，部分病例因肿块内缺血坏死形成更低密度区(图 1-17)。

3.甲状腺癌多侵蚀或穿破包膜破坏周围组织，病灶形状多不规则，边界模糊(图 1-18)。

4.半数病例肿块中有钙化，病灶＜3cm 的多为细颗粒状钙化(图 1-18)，＞3cm 的以粗大不规则钙化为主(图 1-15)；1/4 病例钙化为混合型(图 1-16)。

5.囊腺癌以囊性为主，边界较清楚，其内有壁结节及钙化斑。

6.增强双期扫描：

1)肿块明显强化，密度与正常甲状腺密度相当或稍低，其中坏死囊变区不强化(图 1-16B，图 1-17)。

2)延时 3～5 分钟扫描，强化明显减退低于甲状腺密度(图 1-16C，图 1-17)。

3)部分病例肿块呈不均匀斑片状强化或乳头状强化(图 1-15)。

7.甲状腺癌侵犯与转移：

1)甲状腺癌可向对侧甲状腺播散，病灶表现与原发病灶无区别(图 1-19)。

2)肿瘤侵犯或包绕食管(图 1-20)。

3)气管不同程度的移位变形，甲状腺-气管间隙消失，管壁毛糙呈锯齿状，或肿瘤向气管腔内生长。

4)淋巴结转移：

(1)甲状腺乳头状癌淋巴结转移主要见于颈静脉链淋巴结、气管-食管旁沟淋巴结(图 1-15)。邻近组织淋巴结肿大≥5mm 或纵隔淋巴结肿大≥10mm，应考虑为肿瘤转移(图 1-20)。

(2)淋巴结密度低于甲状腺，增强有明显强化与甲状腺内癌灶密度一致，是甲状腺滤泡癌、髓样癌淋巴结转移的特点(图 1-15)。

(3)肿大淋巴结可发生坏死，囊壁明显强化的乳头状结节及颗粒状钙化，是甲状腺乳头状癌淋巴结转移的特征表现(图 1-20)。

8.鉴别诊断：

1)甲状腺腺瘤：特征性表现为类圆形低密度或混杂密度肿块，包膜完整，边缘清楚，环状强化和瘤内结节强化。延时扫描强化范围扩大或等密度强化。

2)结节性甲状腺肿：多为类圆形多发结节，包膜完整，边界清晰，密度均匀，增强轻度强化。

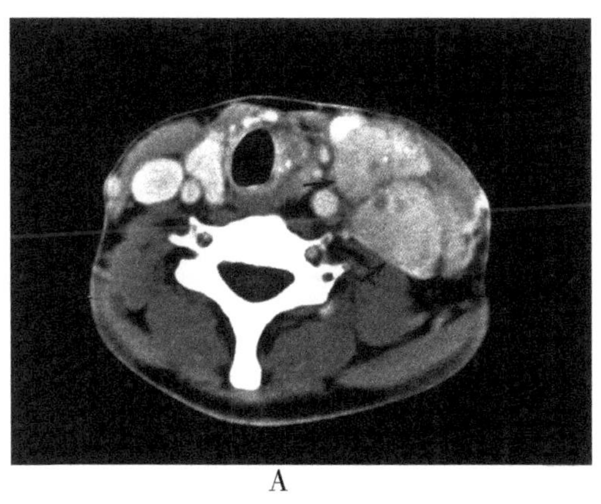

A

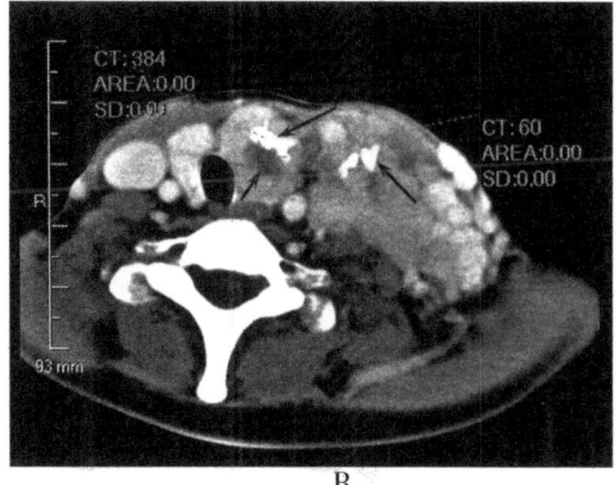

B

图 1-15　甲状腺癌

A.增强扫描见左侧甲状腺结构不清，左颈部见多个肿大淋巴结相互融合成团(↑)；B.左侧甲状腺内见低密度坏死区(↑)和不规则高密度钙化(长↑)，肿瘤与正常甲状腺分界不清，气管及食管受压右移，左颈部血管外移，部分包埋于肿块内

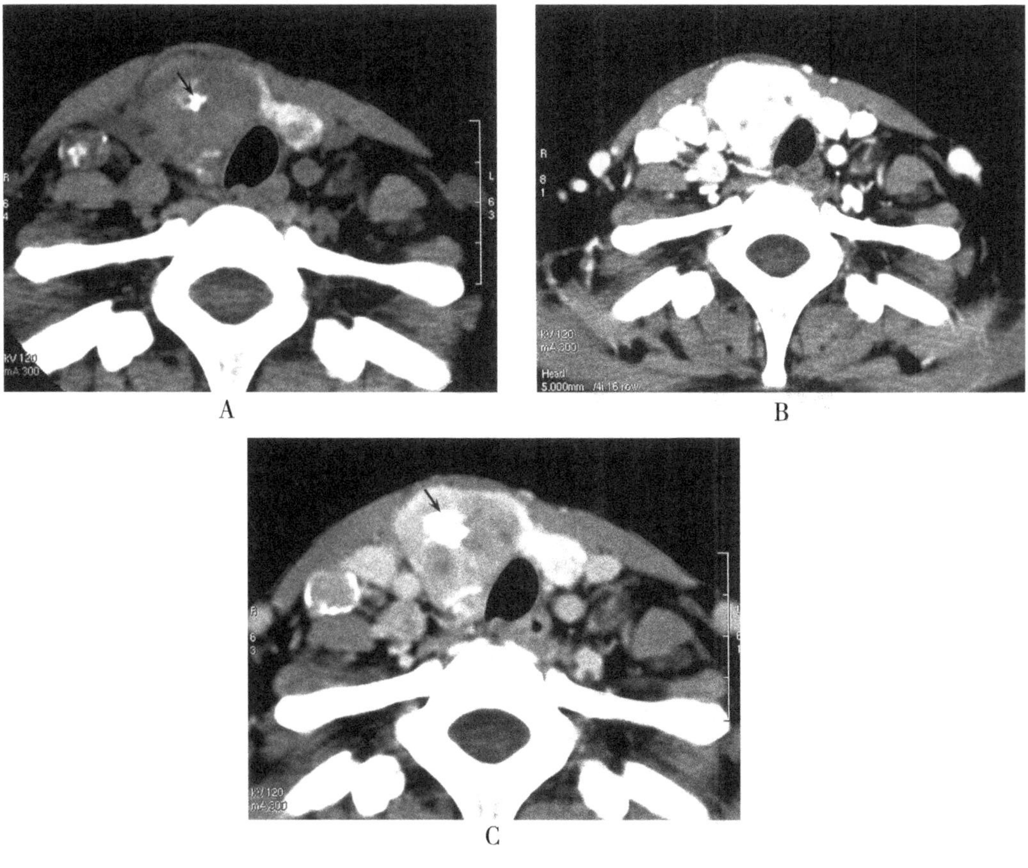

A

B

C

图 1-16　甲状腺乳头状癌

A.CT 平扫见右侧甲状腺内低密度肿块伴有岛状不均匀密度的甲状腺组织和钙化(↑)；B.增强扫描肿块明显不均匀强化，“甲状腺岛”和钙化掩于其中；C.延时 4 分钟扫描，强化明显减退呈稍低密度，内见多个更低密度结节，岛状甲状腺仍明显强化(↑)

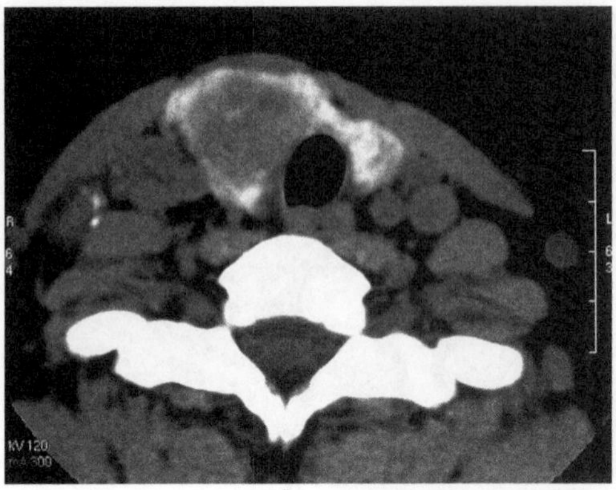

A

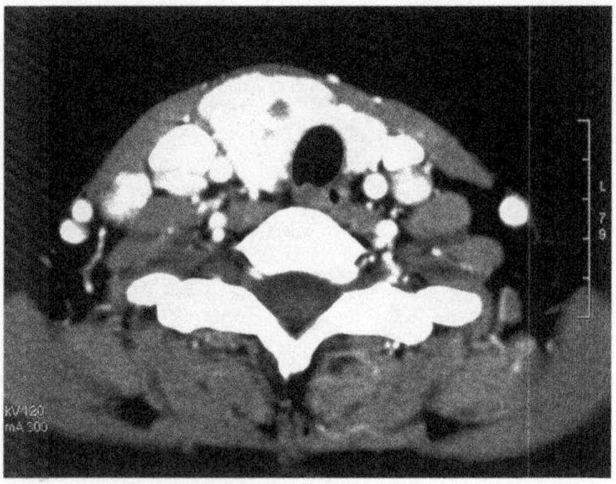

B

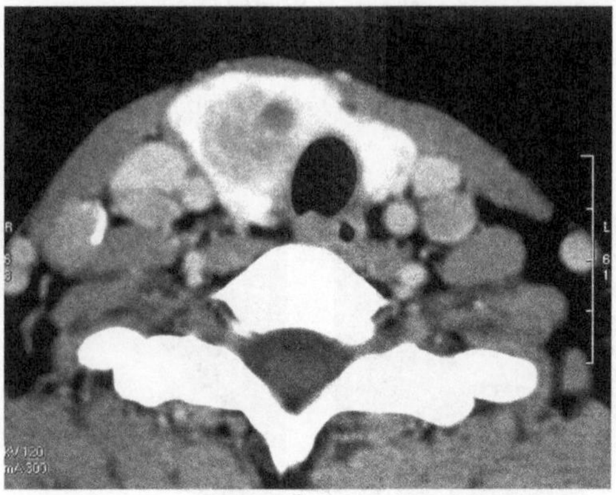

C

图 1-17　**甲状腺乳头状癌**

A.CT 平扫见甲状腺右叶低密度肿块，边缘不光整有分叶，包膜线中断；B.增强扫描早期明显强化与甲状腺组织等密度，内有低密度不强化结节；C.延时 4 分钟病灶边缘强化，肿块呈低密度，强化明显减弱

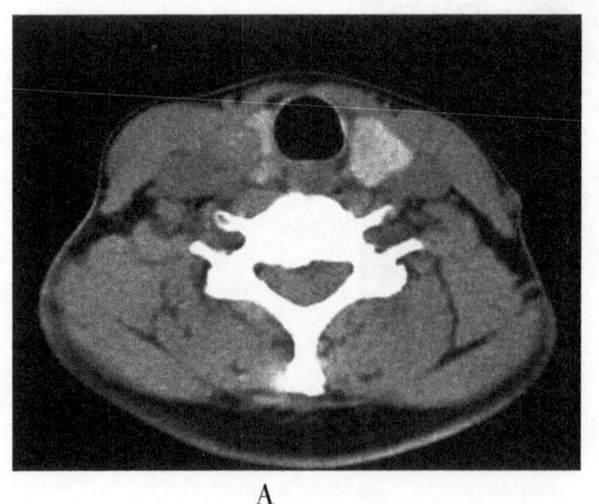

A

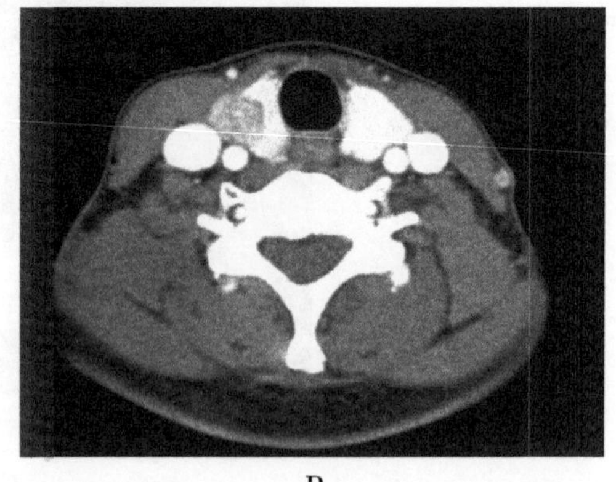

B

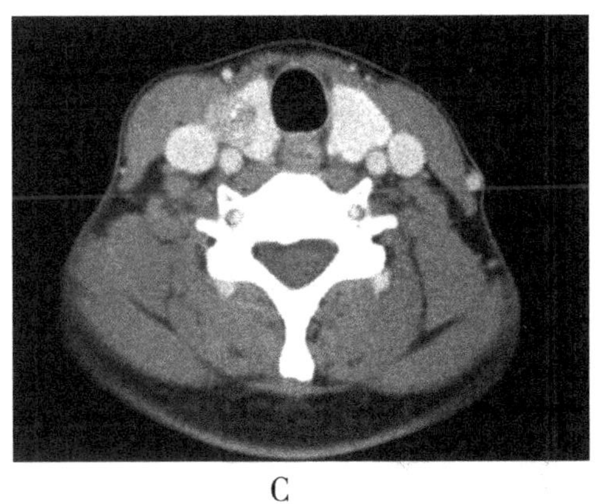

C

图 1-18　甲状腺癌

A.CT 平扫见右侧甲状腺圆形结节，边缘不光整，内见多数沙粒样钙化；B.增强扫描病灶均匀强化，密度低于正常甲状腺；C.延时 3 分钟后扫描，病灶与甲状腺密度差缩小

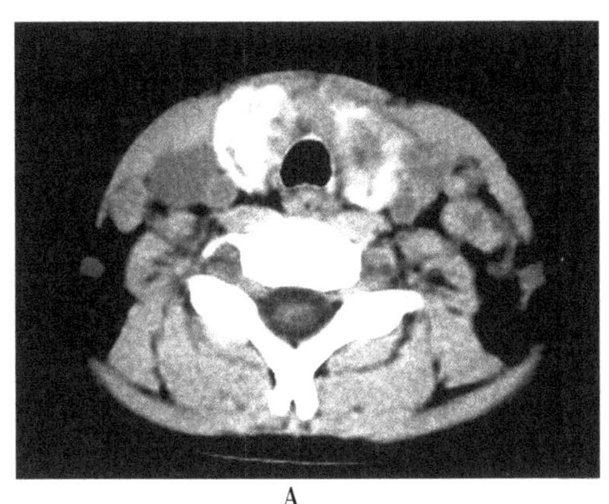

A

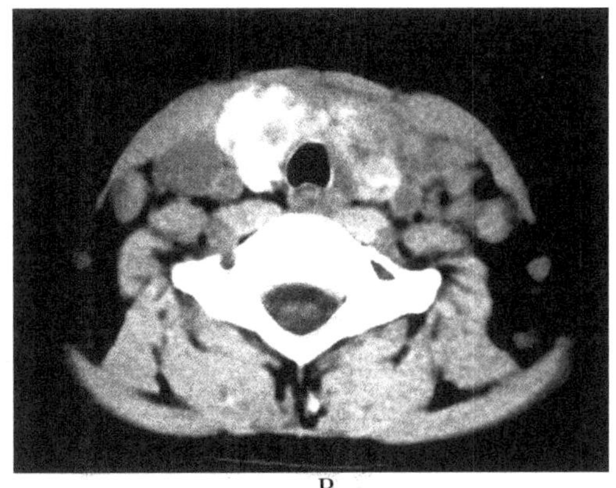

B

图 1-19　甲状腺癌对侧播散

CT 平扫见左侧甲状腺癌灶边缘模糊，右侧甲状腺内多个低密度结节，左颈部血管旁淋巴结肿大

（五）甲状腺转移瘤

甲状腺转移瘤在临床上极为少见，但尸检中 1.25%～24%的病例可见甲状腺转移灶。转移到甲状腺的恶性肿瘤主要通过无瓣膜的椎旁静脉转移。甲状腺转移瘤预后取决于原发肿瘤的恶性程度及病程早晚，死亡原因主要是原发病灶的复发及广泛转移。

【诊断要点】

1.甲状腺转移瘤少见，临床有原发癌病史；原发癌多为黑色素瘤、乳腺癌、肾癌和肺癌。无特异的临床症状和体征。

2.甲状腺以外的恶性肿瘤手术后发现甲状腺肿块，质硬固定无明显疼痛，应重点考虑甲状腺转移瘤可能。

3.放射性核素检查：甲状腺放射性核素扫描为冷结节，^{99m}Tc-MIBI 亲肿瘤显像对原放射性缺损区有较多填充，填充后该区与正常甲状腺组织放射性比值升高，可提示为恶性。

4.活组织检查：应用 Tru-Cut 活组织检查可帮助明确诊断。也可依赖术中快速冷冻切片及术后病理检查。

5.实验室检查:与原发灶相关的肿瘤指标可呈阳性,甲状腺相关的检查项目没有特异性。

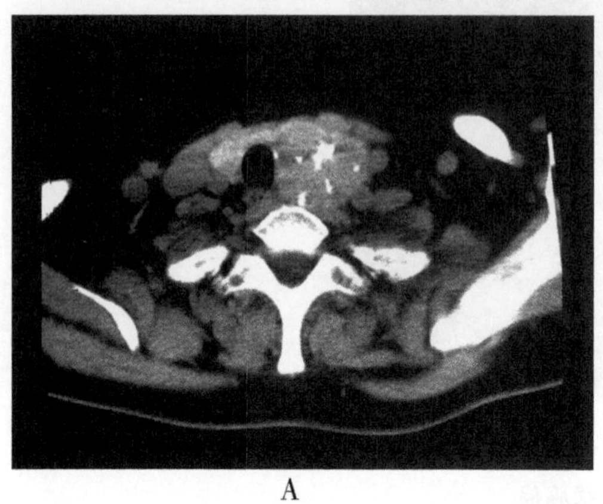

A

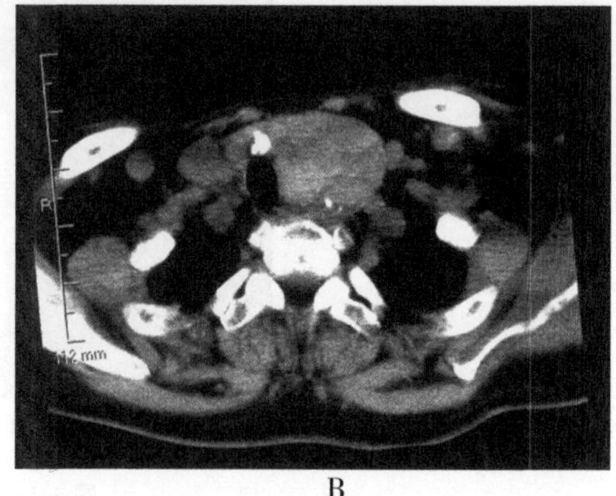

B

图 1-20　甲状腺癌

A.CT 平扫见左侧甲状腺内软组织肿块,甲状腺正常结构消失,瘤体内见多个斑片及结节状钙化;B.肿瘤向下突入上纵隔内,左上纵隔血管和气管受压移位

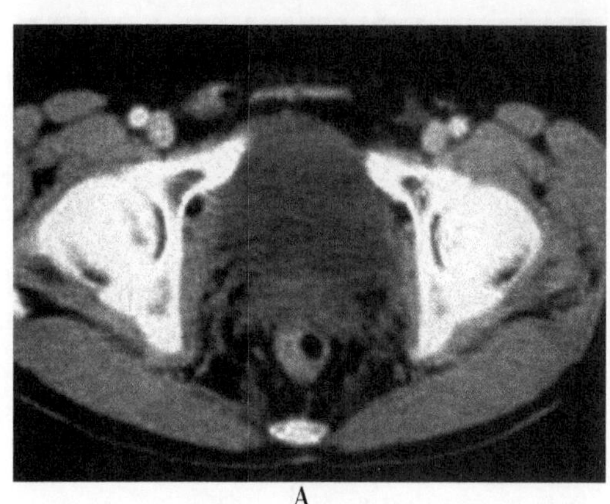

A

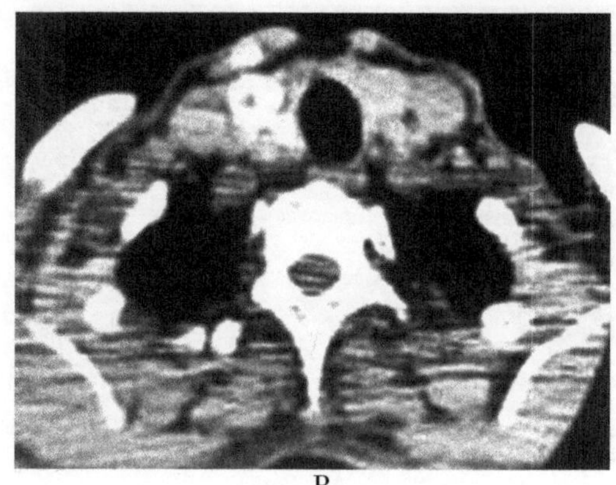

B

图 1-21　直肠癌甲状腺转移

A.增强扫描见直肠右侧壁明显不均匀增厚且强化明显;B.术后 31 个月,右侧甲状腺包块,伴有斑片及结节状钙化

【CT 表现】

1.CT 上表现为双侧甲状腺内多个低密度小结节,实性,少有囊变。结合临床上有原发肿瘤史,应考虑转移瘤的可能。

2.甲状腺转移瘤影像学检查没有特异性,易与甲状腺腺瘤及结节性甲状腺肿混淆。

(六)甲状旁腺病变

原发性甲状旁腺功能亢进主要由甲状旁腺腺瘤引起,少部分为增生或癌引起。病变分泌过多甲状旁腺素(PTH),是甲状旁腺功能亢进的主要病因。发病率达 0.1%,女性多见,男女之比为 1∶2～1∶4,发病年龄 25～77 岁,妇女绝经期发病率最高。甲状旁腺病变中 75%为单发性腺瘤,增生或腺癌罕见,占 1%～2%。78%～90%为功能性肿瘤。

【诊断要点】

1.临床表现:早期症状不典型,出现甲状旁腺功能亢进后才被发现。

1)颈部肿块,局部疼痛、吞咽有异物感,可有声音嘶哑等。

2)高血钙症状群:骨疼痛,病理性骨折,纤维囊性骨炎;肾结石,肾钙化;反复发作的顽固性消化性溃疡或伴胰胃泌素瘤。

2.实验室检查:

1)血钙＞3.65mmol/L(正常值 1.0～3.5mmol/L),血磷＜0.80mmol/L(正常值 0.81～1.90mmol/L);血清碱性磷酸酶增高,血氯高。

2)尿钙、尿磷、尿 CAMP 增高,尿羟脯氨酸增高。

3)甲状旁腺功能试验:

(1)肾小管磷重吸收率下降至 83%以下。

(2)钙耐量试验,PTH 不受抑制。

(3)低钙饮食试验,尿钙不减少。

(4)糖皮质激素试验,血钙不下降。

4)血清免疫学测定:活性甲状旁腺素升高。

3.X 线检查:骨质疏松、骨折;肾结石,肾钙化,软组织钙化。

4.B 型超声:甲状旁腺分界清楚的肿块,低于甲状腺的均匀回声。

5.放射性核素检查:甲状旁腺区有放射聚集,ECT 显示四肢长骨、颅骨均有轻度放射聚集。

6.MRI 检查:T_1WI 常为等信号或低信号,T_2WI 为高信号,增强后强化明显。

【CT 表现】

1.甲状旁腺腺瘤常在甲状腺后方见类圆形软组织密度或稍低密度影,肿瘤大小 1～3cm,密度均匀(图 1-22),异位甲状旁腺腺瘤见于颈根部、前上纵隔或胸骨后,肿块内无钙化。

2.增强扫描病灶有不均匀强化,边缘光整(图 1-23)。

3.同侧甲状腺受压移位,周围没有明显肿大的淋巴结。

4.肿块内有钙化的应考虑癌变可能。

5.甲状旁腺增生腺体增大程度不一致,一般以一个增大为主,薄层动态增强可发现增生的腺体,不易与腺瘤鉴别。

6.骨骼病灶呈棕色瘤表现。

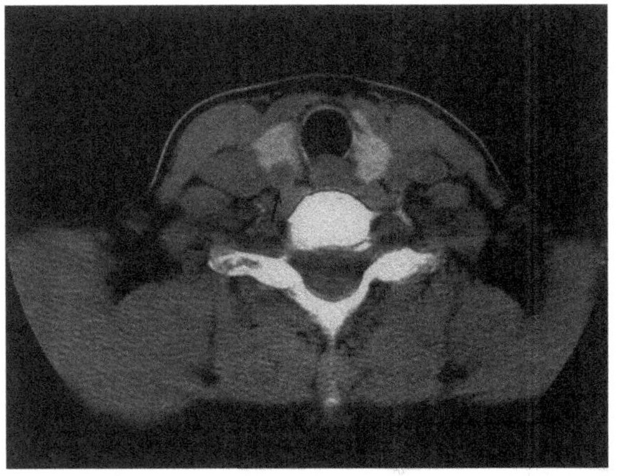

图 1-22　甲状旁腺腺瘤

CT 平扫见右侧甲状腺下极背侧有一圆形低密度结节灶,密度均匀,边缘清楚(↑)

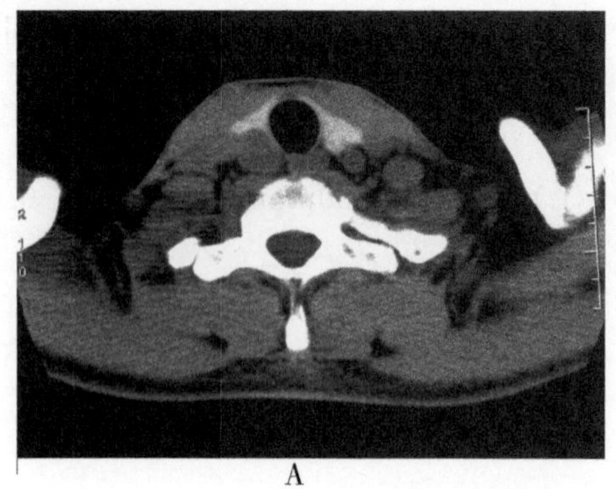
A

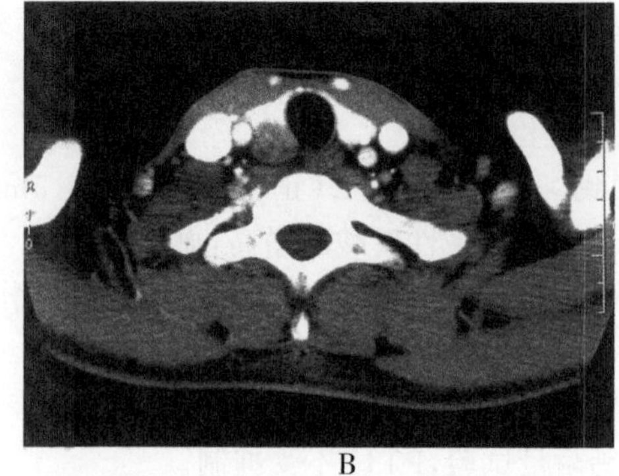
B

图 1-23 甲状旁腺腺瘤

A.CT 平扫见右侧甲状腺背侧圆形软组织密度肿块，密度均匀，边缘光整；B.增强扫描肿块不均匀强化，同侧甲状腺受压移位

（七）甲状舌管囊肿

甲状舌管囊肿属先天性发育异常，多见于儿童和青少年。肿块可见于颈正中线（90%）自舌盲孔至胸骨切迹的任何部位，但以舌骨上下为多见。有 10%的病灶偏向一侧，病变可影响吞咽。感染后易形成瘘管并有黏液性或脓性分泌物溢出。

【诊断要点】

1.早期多无症状，囊肿增大常有咽部异物感，甚至出现吞咽和呼吸困难。

2.颈部中线处可触及一无痛性肿块，呈活动状，早期质柔软，后期为实质感，肿块可随吞咽上下移动。

3.如继发感染，囊肿体积迅速增大、疼痛，局部皮肤红肿；若囊肿化脓后破溃，则形成慢性瘘管。

4.X 线检查：甲状舌管囊肿形成瘘管者，碘油瘘管造影可了解瘘管走向和范围。

【CT 表现】

1.CT 平扫：颈部正中部位或舌骨上下区域见圆形囊状低密度灶，边缘光滑锐利，有完整的包膜，囊内为均质低密度囊液；继发感染时边缘模糊（图 1-24，图 1-25）。

2.增强扫描：囊肿一般不强化，囊壁厚薄均匀；若继发感染则囊壁增厚、强化，边界不清（图 1-26）。

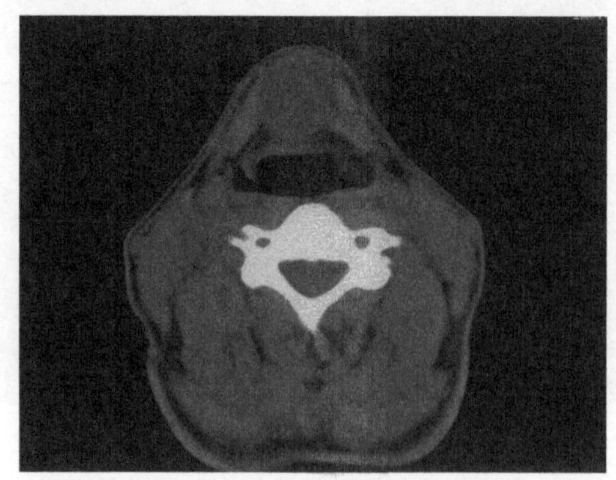

图 1-24 甲状舌管囊肿合并感染

CT 平扫见颈前正中部位有一圆形囊性低密度病变，囊壁显示不清

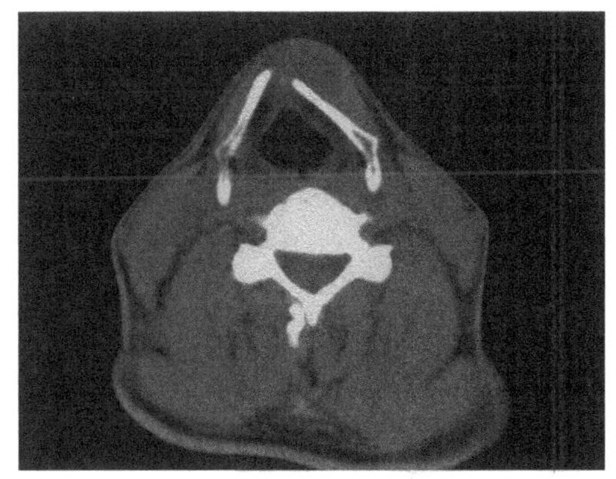

图 1-25　甲状舌管囊肿

CT 平扫见甲状软骨前方偏左囊性低密度灶，甲状软骨受压变形

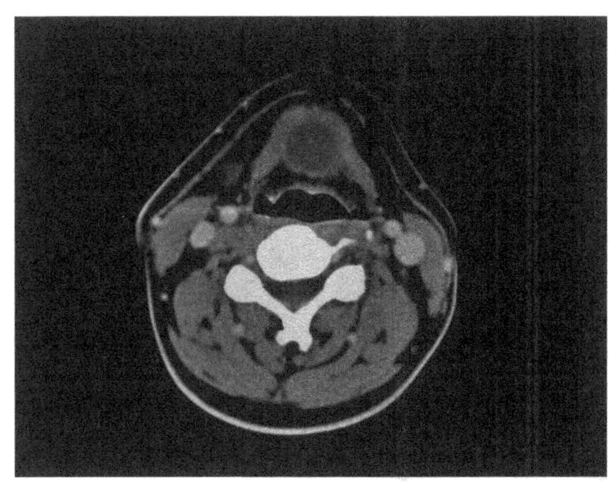

图 1-26　甲状舌管囊肿

增强扫描见颈正中部位舌骨下方有一直径约 1.5cm 大小的囊性低密度灶，有完整包膜，病灶未见强化

三、颈外侧区病变

(一)鳃裂囊肿

鳃裂囊肿是一种先天发育异常性疾病。多见于 11～50 岁，囊壁较薄，囊内呈液体密度，以颈前外侧颌下腺区域多见，若继发感染则囊壁增厚，囊壁厚度可超过 3mm。

【诊断要点】

1.单纯囊肿常无明显症状，较大者可出现咽部不适。

2.若继发感染并有瘘管形成，在胸锁乳突肌前缘可见瘘口溢脓。

【CT 表现】

1.CT 平扫：颌下腺区域或咽旁区见类圆形囊状低密度区，囊内呈液体密度，囊壁完整，壁薄，甚至不被显示(图 1-27A)。

2.继发感染：囊壁增厚，边缘不光整，囊内容物密度增高；囊肿周围脂肪间隙不完整或消失。

3.增强扫描：囊壁是否强化与感染有关。病灶较大可见颈动脉和颈静脉向后向内移位(图 1-27B)。

4.鉴别诊断：淋巴管瘤表现为颈部外侧囊性低密度影，密度不均，边界清楚，可见多个分房，囊腔大小不等。增强扫描可见囊壁强化，肿块较大时可见周围血管及气管受压。

（二）神经鞘瘤

神经鞘瘤（Neurilemmoma）是起源于神经鞘施万细胞（Schwann 细胞）的良性肿瘤。颈部神经鞘瘤是颈部神经源性肿瘤的一种。可发生于颈部的任何神经，以自主、交感神经多见，少数起源于副神经和舌下神经。早期病灶为实性，肿瘤较大时常发生坏死液化，肿瘤越大，坏死区越明显。

【诊断要点】

1.症状：多数患者以发现颈部肿块来就诊。根据肿瘤的大小和部位不同，可产生不同的神经症状，交感神经受累，患侧可出现 Homner 综合征；若肿瘤来自自主神经，可出现声嘶和呛咳；若肿瘤来自舌下神经，可出现吞咽障碍及声嘶症状。

2.体征：在颈外侧区触及肿块，表面光滑，边界清楚，较柔软，少数呈囊性，局部皮肤正常。

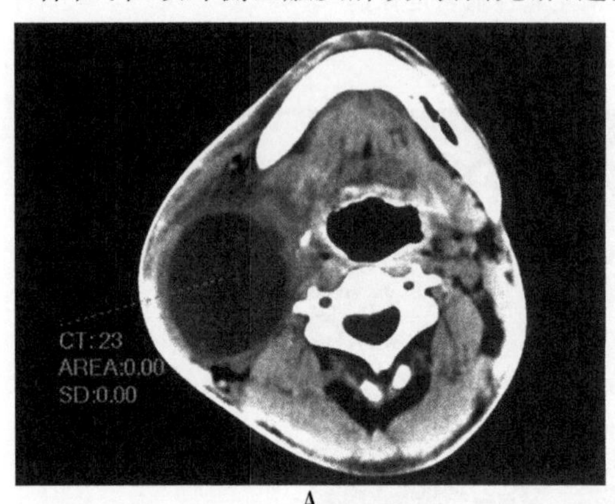

A

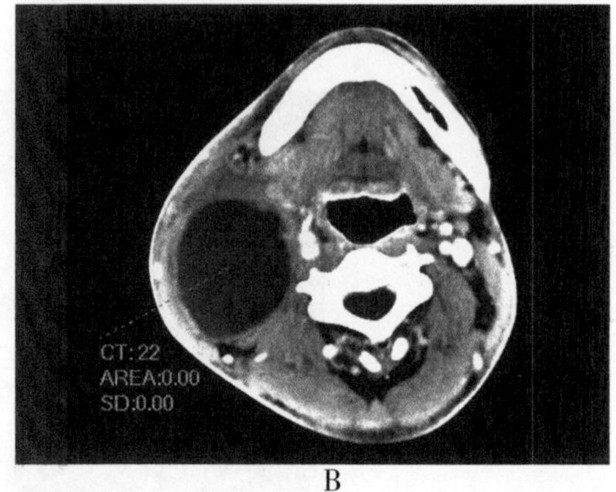

B

图 1-27　鳃裂囊肿

A.CT 平扫见右侧颈动脉外侧有一直径约 3cm 大小的圆形囊性低密度灶，囊壁完整，囊液密度均匀，周围脂肪间隙消失；B.增强扫描病灶未见强化，颈部大血管受压推移

【CT 表现】

1.颈外侧区软组织肿块，肿瘤密度因瘤内成分（纤维、脂肪、钙化及囊变）不同而不均匀，边界尚清（图 1-28A）。

2.瘤体较大时颈部周围大血管受压，肌间隙尚存在（图 1-28A）。

3.神经鞘瘤可显示囊变和钙化，囊壁较厚（图 1-29），也可表现为低密度区包绕中央团块或岛状的高密度区。

4.典型的迷走神经鞘瘤位于颈动脉鞘内，压迫颈动脉和颈内静脉并使两者分离（图 1-30）。

5.舌下神经鞘瘤特征性表现是舌下神经管扩大和周围骨质破坏。

6.鉴别诊断：增强扫描神经鞘瘤和神经纤维瘤强化程度不如颈动脉体瘤明显（图 1-28B，图 1-33A）。

（三）神经纤维瘤

神经纤维瘤（Fibroneuroma）是起源于神经其他鞘膜层的肿瘤，可来源于颈部任何神经干或神经末梢。肿瘤组织中富含胶原纤维、无定形物质，质地硬如橡皮状，很少发生液化、坏死。浅表的神经纤维瘤一般不发生恶变，而位于深部、生长迅速的巨大神经纤维瘤可发生恶变，发生率为 2%～16%。

【诊断要点】

1.发病早期多无症状，病史多较长，3～5 年甚至 10 年以上，随着肿瘤的生长，可出现与神经鞘瘤类似的压迫症状。

2.查体时发现颈部质地较硬的肿块，与周围组织分界清楚。

3.若肿瘤迅速增大，出现疼痛、周围组织受侵犯、肿物变硬、活动度减小或消失，应考虑恶变可能。

【CT 表现】

1.多在颈动脉鞘内见类圆形软组织肿块影，密度均匀，很少见低密度液化、坏死区，与周围组织分界清楚(图 1-31)，增强扫描病灶可轻度强化。

2.若肿瘤发生恶变则与周围边界不清，肌间隙模糊，增强扫描强化程度增加。

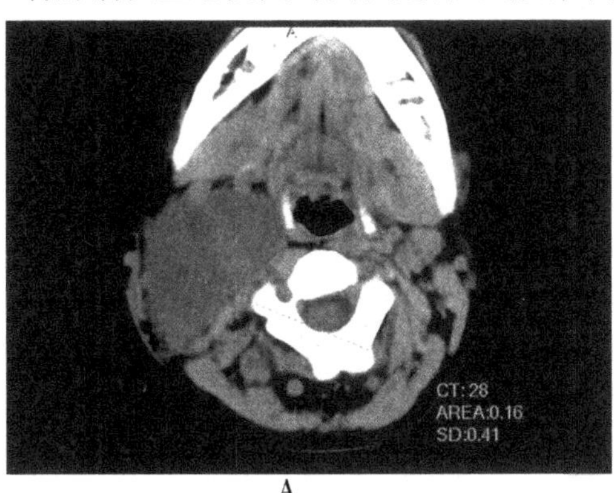

A

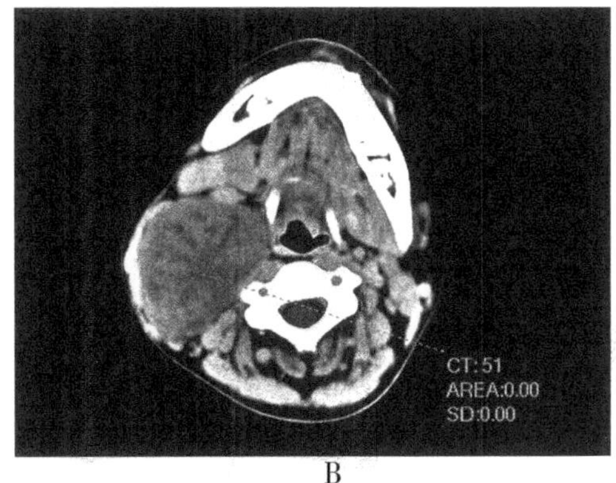

B

图 1-28　神经鞘瘤

A.CT 平扫见右侧颈外侧区软组织肿块，边界清楚；B.增强扫描病灶轻度强化，其内见多发低密度囊变区

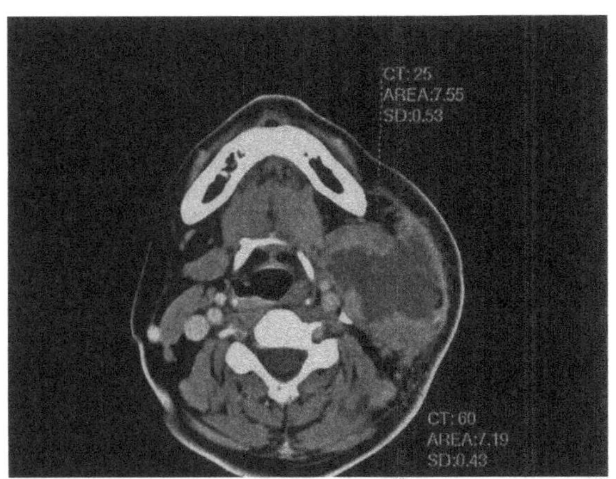

图 1-29　神经鞘瘤

增强扫描见左侧颈外侧区类圆形一不均匀强化灶，其内见大片状囊变区，囊壁较厚且见有强化

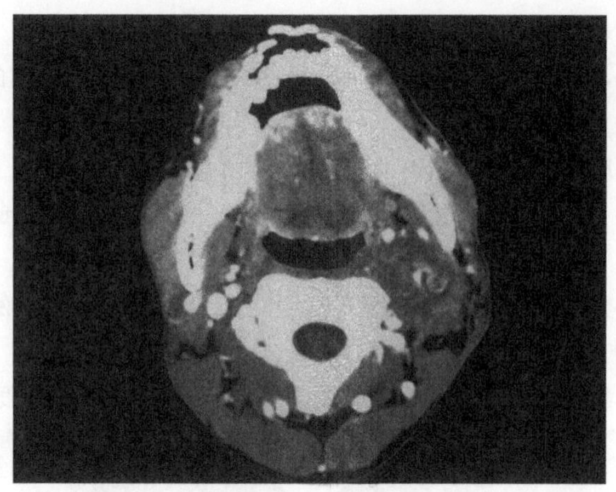

图 1-30　神经鞘瘤

增强扫描见左侧颈动脉鞘区类圆形不均匀强化灶，周围血管受压推移

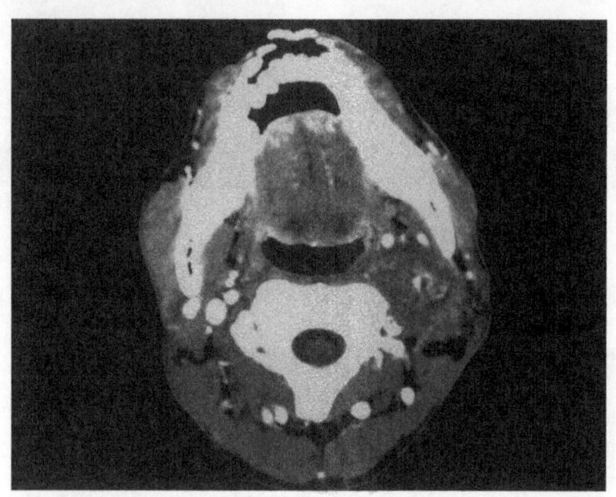

图 1-31　神经纤维瘤

CT 平扫见左侧颈动脉鞘区类圆形软组织肿块，密度均匀，边界清楚，周围肌间隙存在（↑）

（四）颈动脉体瘤

颈动脉体瘤来源于颈动脉体部的化学感受器细胞，也称化学感受器瘤或副神经节瘤，是一种少见的颈部肿瘤。好发于颈动脉分叉处，多为良性。可发生于任何年龄，以 30～50 岁的中青年多见。

【诊断要点】

1.肿瘤较小时一般无症状，随着肿瘤的生长，可出现颈部无痛性肿块。肿瘤大者，常突向咽腔，出现咽异物感或吞咽不畅。

2.侵犯颅底及后组脑神经（多为迷走神经和舌咽神经）和交感神经链，出现呛咳、声嘶、舌肌萎缩、Adams-Stokes 综合征及 Homner 综合征等。

3.体检时有三个主要体征：①肿瘤位于颈动脉三角区内。②颈动脉向浅表移位。③颈动、静脉分离。

【CT 表现】

1.颈动脉分叉处类圆形、边界清楚的软组织肿块（图 1-32A）。

2.增强扫描瘤体显著强化，边界更清，CT 值可达 90～130HU(图 1-32B)。

3.颈动脉受压移位，颈内动脉和颈外动脉之间的距离增大(图 1-33)。

(五)淋巴管瘤

淋巴管瘤(Lymphangioma)是淋巴管内皮细胞增殖形成的一种少见的良性肿瘤，为淋巴管发育畸形所致，常见于婴幼儿，2 岁以前发病约占 90%。发生于颈部的淋巴管瘤多为囊性，囊状淋巴管瘤又称囊状水瘤。淋巴管瘤常依组织结构间隙而塑形为其重要特点，向上可达咽旁间隙，向下通过胸廓入口进入纵隔。

【诊断要点】

1.多数患儿以无痛性包块就诊，肿块质软，边缘光滑，可有波动感，而且随着年龄增长，肿块逐渐增大。

2.单侧发病多见，病变呈单房或多房性弥漫分布，多房性一般体积较大。

3.MRI 检查：T_1WI 为低信号，T_2WI 为高信号，表现较具特征性。

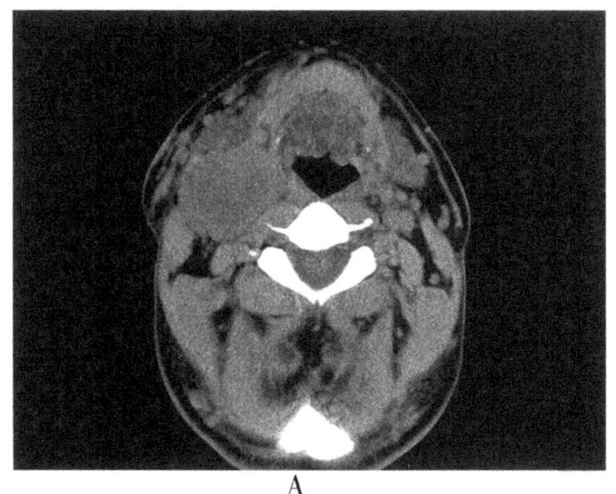
A

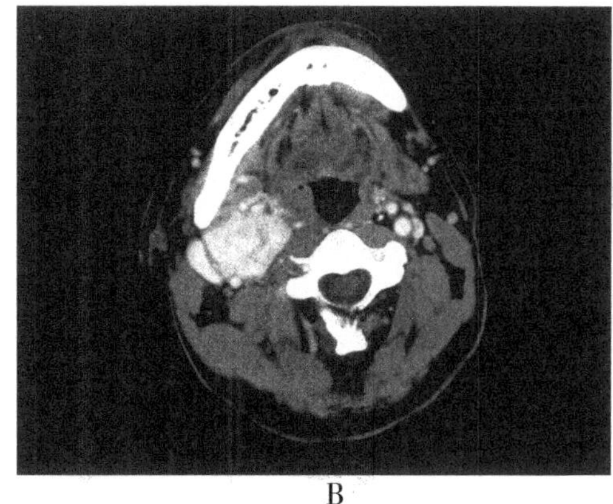
B

图 1-32　颈动脉体瘤

A.CT 平扫见右侧颈动脉鞘处有一 1.5cm×2cm 大小的软组织肿块，密度欠均匀，边界尚清；B.增强扫描见病灶显著强化，强化程度与周围血管相近

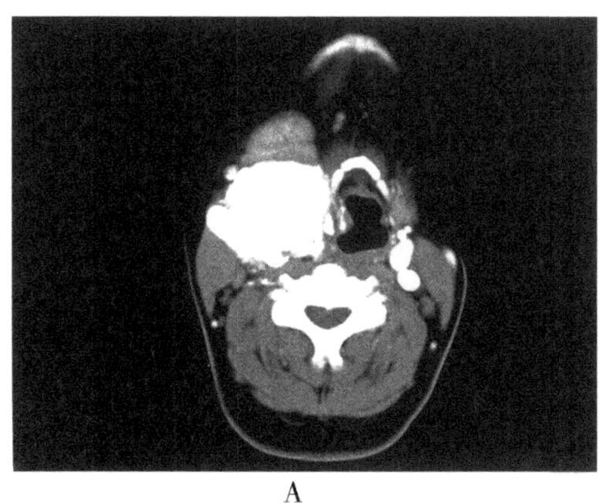
A

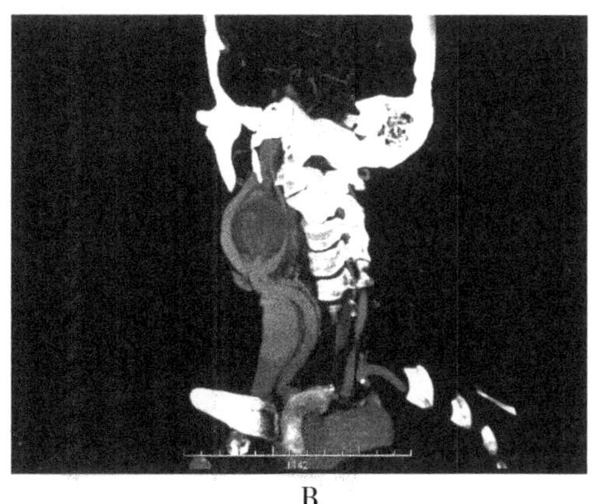
B

图 1-33　颈动脉体瘤

A.增强扫描见右侧颈动脉鞘区瘤体明显强化，边缘欠规则，颈内动脉、颈外动脉及周围软组织受压移位；B.MPR 像清晰显示颈动脉鞘内的瘤体，颈内动脉、颈外动脉分离呈弧形或抱球样

【CT 表现】

1.CT 平扫囊内密度均匀一致，呈等密度或稍高于水样的密度(图 1-34，图 1-35)，少数为高密度或混合密度。密度增高多为蛋白质含量偏高或继发感染后积脓所致。

2.颈淋巴管瘤合并囊内出血时，亦可引起囊内密度增高，还可出现液-液平面征象。

3.增强扫描：病灶内部无强化，囊壁不强化或轻度强化。合并感染时囊壁强化明显。

4.鉴别诊断：

1)腮裂囊肿：好发于颈外侧区，与淋巴管瘤发病位置类似，但腮裂囊肿少有出血，不沿结缔组织间隙钻孔生长；囊肿为单囊多见，而淋巴管瘤可出现多囊，有钻孔生长特征(图 1-34)，可出现液-液平面征象。

2)甲状舌管囊肿：一般发生在颈前中线位置，而淋巴管瘤多发生于偏一侧的颈外侧区，且发病年龄较小。

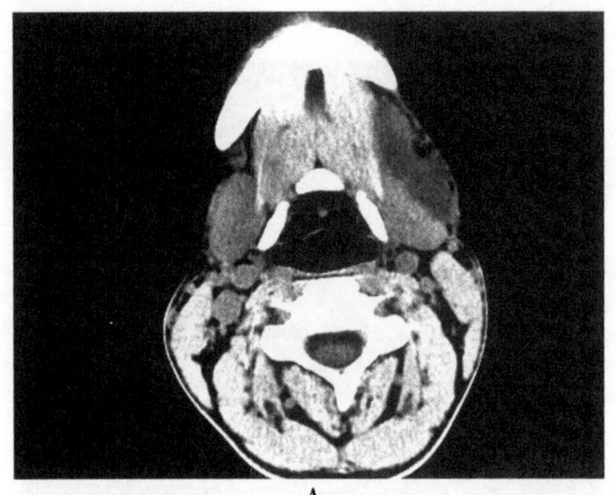
A

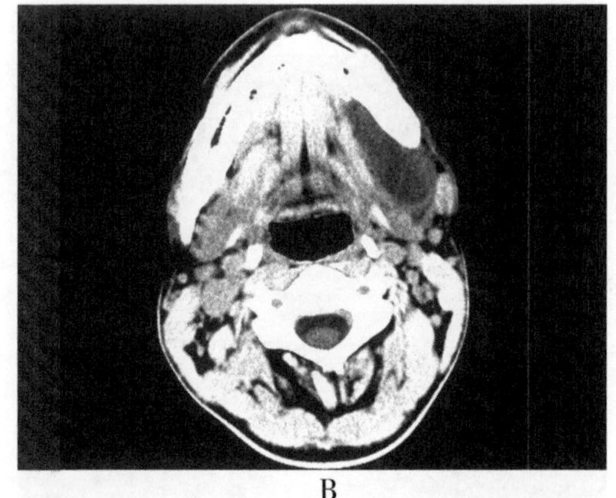
B

图 1-34 淋巴管瘤

A.CT 平扫见左侧颌下长条状囊性低密度区，囊内呈近似水样密度，边界清楚；B.病灶沿左侧下颌骨内侧间隙向上生长

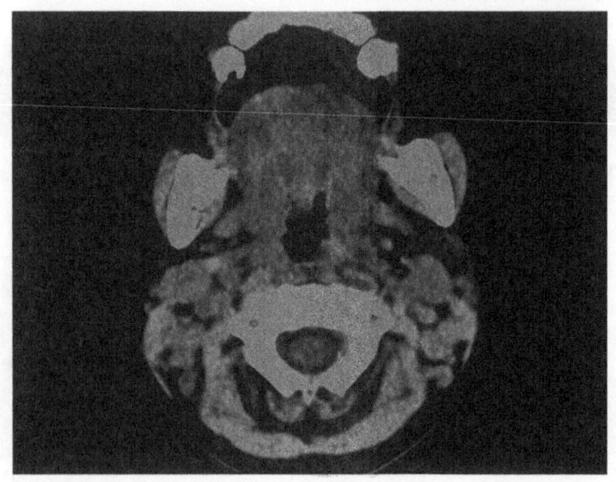

图 1-35 淋巴管瘤

CT 平扫见左侧颈外侧区囊性低密度灶，边界清楚，周围脂肪间隙清晰

（六）淋巴结核

颈部淋巴结核（Cervical tuberculous lymphadenitis，CTBL）是颈部常见病之一，多见于儿童及20～40岁的青壮年，女性多于男性，男女之比为1∶1.3。全身淋巴结均可发生结核，但以颈部淋巴结结核最为常见，占淋巴系统疾病的80%～90%。单发者约占80%，多发者约占20%，多呈串珠状分布。该病主要传播途径是结核杆菌由口腔（龋齿）或扁桃体侵入，在入侵部位临床上多无结核病变，但在人体抗病能力低下或营养不良时，可通过淋巴管顺行至颈部引起发病。

【诊断要点】

1.患者早期多无症状，常以颈部肿块就诊，少数患者可出现低热、乏力、盗汗等结核中毒症状。

2.颈部可触及无痛性肿块，质地较硬，其中为单个病灶，表面光滑，无粘连；多个可融合成团，呈结节状或与周围组织粘连，少数患者可形成瘘管与皮肤表面相通。

3.实验室检查：结核菌素试验新近转成阳性，血沉加快。

4.有时颈淋巴结核诊断比较困难，可行CT导向下穿刺活检取得病理组织确诊。

【CT表现】

1.CT平扫：

1）结节型：可见颈部单个或多个淋巴结肿大，密度均匀，边界清楚。

2）若病灶中央呈低密度区则提示发生干酪样坏死。

3）浸润型：表现为淋巴结融合成团或呈分叶状，与周围组织分界不清。

4）脓肿型：可见脓腔，肿大的淋巴结形态消失（图1-36A）。

2.增强扫描：早期肿大的淋巴结不强化或轻度强化，发生干酪样坏死则呈环状强化，脓肿形成可见脓肿壁强化，脓腔不强化（图1-36B，图1-36C）。

（七）转移性肿瘤

转移性肿瘤是颈部最常见的恶性肿瘤。表现为颈部淋巴结的肿大，以中老年人多见，多数患者可找到原发病灶。其原发灶85%来自头颈部，15%来自躯干和四肢。一般淋巴结的直径若>1.5cm可视为淋巴结的肿大，<1cm为阴性。上颈淋巴结主要引流头面部淋巴结；中颈淋巴结引流甲状腺、甲状旁腺、相应的颈段食管、气管的淋巴结；下颈淋巴结则主要与胸膜腔和下肢回流到胸导管的淋巴有关。

【诊断要点】

1.患者发病初期一般无症状，多以颈部进行性增大的无痛性肿块来就诊。早期多为单发，质地较硬，活动度差，继而数目增多，可相互融合成团。

2.若肿块较大压迫周围气管、食管或神经时可出现呼吸、吞咽困难或声音嘶哑等相应的症状。

3.少数患者可因病灶侵犯皮肤而出现皮肤破溃、感染和出血等改变。

4.针对某些诊断不明的淋巴结肿大可行细针穿刺抽吸做细胞学检查，诊断准确率可达80%左右。

【CT表现】

1.CT扫描发现淋巴结的敏感性明显高于临床并可帮助判断淋巴结周围的受累情况。

2.颈部单个或多个淋巴结肿大，病灶较小时呈结节状，明显肿大的淋巴结多相互融合成团，呈不规则形或分叶状（图1-37），多因坏死而致密度不均匀，以鳞状细胞癌多见，边界不清楚。

3.增强扫描：

1）直径<1.5cm的淋巴结可见薄环样强化（图1-38）。

2）直径>1.5cm的淋巴结其强化环变宽，境界不清。

3）淋巴结外脂肪层消失或水肿及相邻颈部肌肉肿胀。

A　　　　B

C

图 1-36　颈部淋巴结核

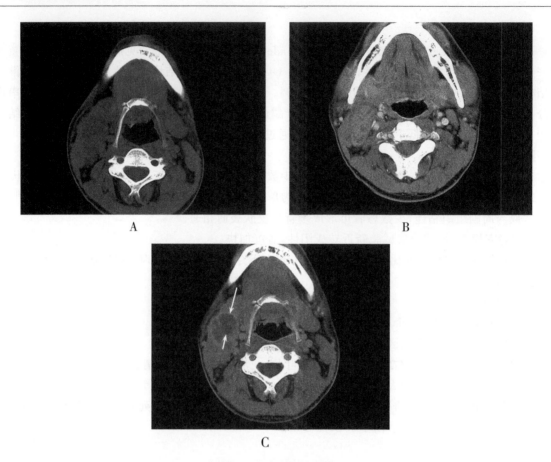

A.CT 平扫见右侧颈外侧区胸锁乳突肌内侧串珠状软组织密度灶，密度不均匀，与周围肌间隙模糊；B.增强扫描病灶轻度强化，周围血管受压推移；C.病灶内部分干酪样坏死呈低密度区（↑），边缘呈环状强化（长↑），病灶与周围组织分界不清

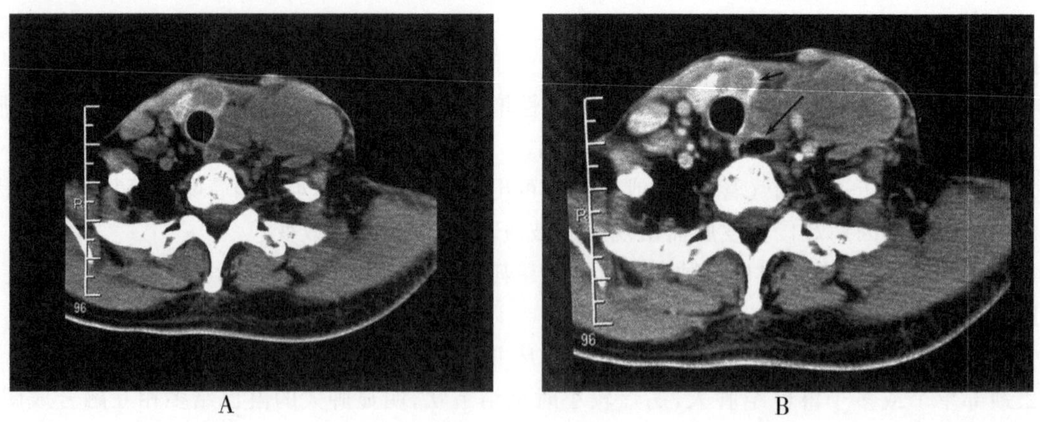

A　　　　B

图 1-37　转移性肿瘤

A.CT 平扫见左侧颈部多个增大淋巴肿，部分融合成团且呈分叶状；B.增强扫描见病灶轻度强化，甲状腺（↑）和食管（长↑）受累，周围血管受压

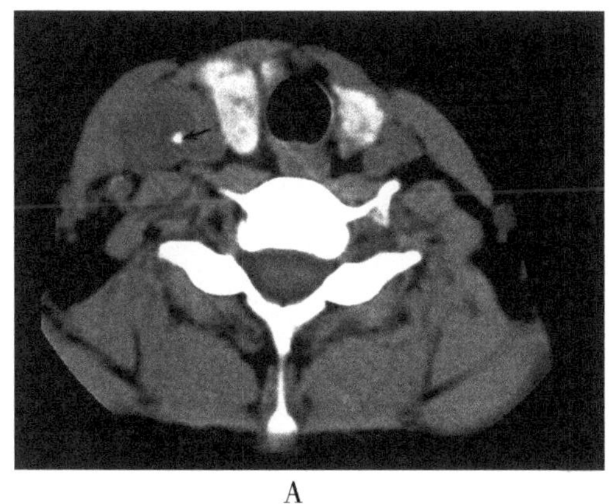
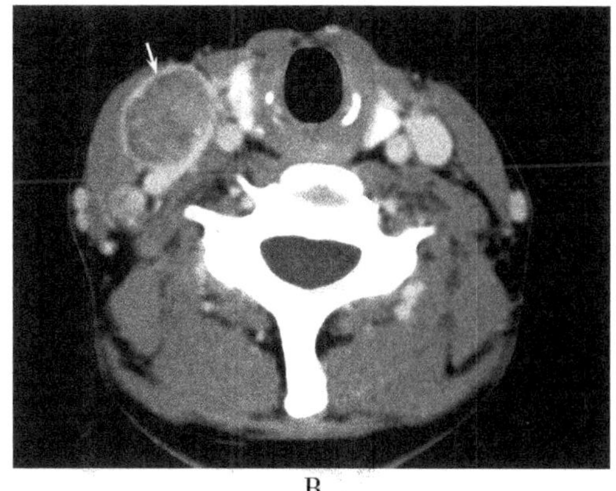

A　　B

图 1-38　转移性肿瘤

A.CT 平扫见右侧颈部增大的淋巴结，其内可见斑点状钙化(↑)；B.增强扫描病灶呈环状强化(↑)

4.鉴别诊断：

1)恶性淋巴瘤：表现为颈部多个淋巴结的肿大，呈等密度，易融合成团，治疗前一般不发生坏死。

2)淋巴结核：以年轻人多见，头颈部无原发肿瘤，肿大的淋巴结易发生液化坏死而出现中心低密度区。

(八)茎突综合征

茎突综合征(Styloid process syndrome)是因茎突过长或其方位及形态异常等原因刺激或压迫邻近部位的血管、神经，引起的咽痛、咽异物感或反射性耳痛或头颈部痛和涎液增多等症状，统称为茎突综合征，常见于成年人。正常茎突的平均长度为 2.5～3.0cm，大于 3.0cm 者是茎突过长。

【诊断要点】

1.咽部疼痛和咽异物感：咽痛常为一侧性，多不剧烈，可位于扁桃体窝区域、舌根部或咽的其他部位，吞咽或深呼吸时疼痛加重，可放射至颈部或耳部。咽异物感多为一侧性，可出现鱼刺感、牵拉感或异物附着感等，吞咽、说话或转头时可加重。

2.颈部压迫症状：刺激或压迫颈部动脉时，可引起头痛、头晕、眼花、耳鸣及面部麻木等症状，疼痛或不适感可放射至头顶和眼区。刺激迷走神经时，可引起短暂的剧烈咳嗽。

3.扁桃体窝处触诊：可在扁桃体窝偏后方的中、下部触及茎突的末端，触诊时患者多诉疼痛加重，可在两侧扁桃体窝进行比较触摸。

4.X 线平片：常规摄茎突正侧位片，侧位片确定茎突长度，正位片显示茎突偏斜或弯曲情况。在颅骨正位片上，以茎突长向为轴，与颅底平面垂直成一夹角，正常为 30°左右，＞40°或＜20°认为是茎突方向异常。

【CT 表现】

1.可通过 CT 三维或二维重组技术准确测量茎突的长度以及与颅底垂直平面的成角，可作为茎突综合征的确诊依据，常用的重组方式有多层面重组(MPR)、容积再现(VR)等(图 1-39，图 1-40，图 1-41，图 1-42)。

2.能清楚显示茎突与周围组织的关系，可以判断周围器官受累情况及颈动脉有无受压。

3.临床上需与舌咽神经痛及咽异感症相鉴别，可通过 CT 检查测量茎突长度及成角进行辨别。

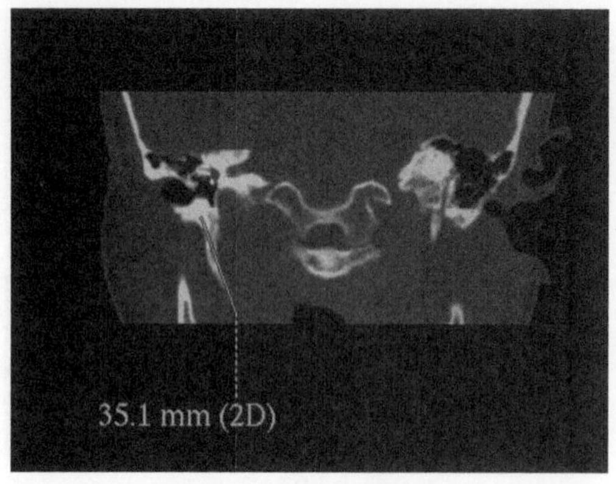

图 1-39 茎突综合征
MPR 像冠状位显示右侧茎突过长

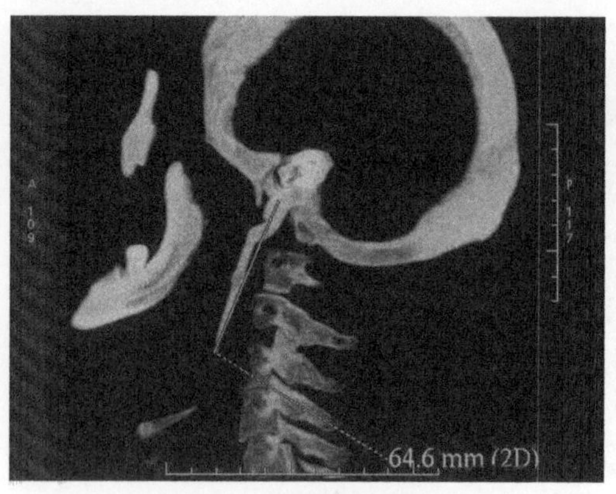

图 1-40 茎突综合征
MPR 像矢状位测量左侧茎突长度

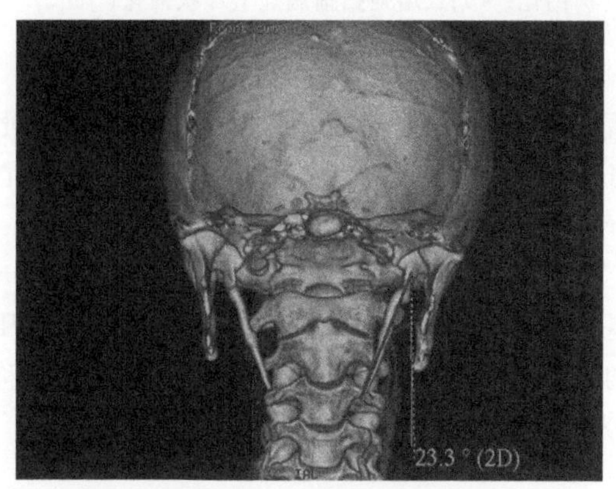

图 1-41 茎突综合征
VR 像测量茎突与颅底垂直平面的成角

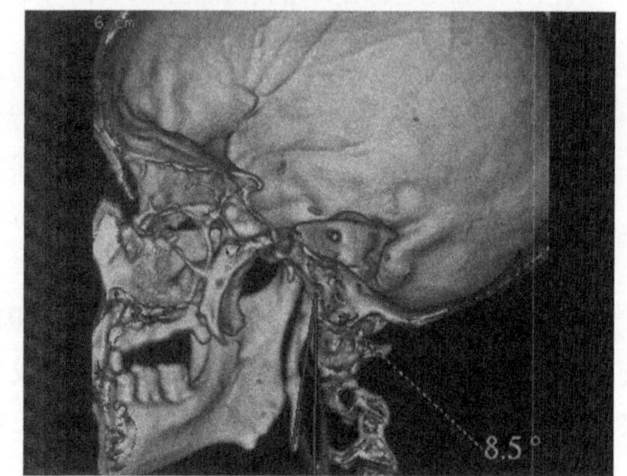

图 1-42 茎突综合征
VR 像显示茎突方向异常

第二章　胸膜和心包病变

一、胸膜病变

(一)气胸和液气胸

胸膜腔的脏层或壁层胸膜破裂,气体进入胸腔即成气胸。气胸在临床分为三型:①闭合性气胸:脏层胸膜的裂口较小,在肺组织被压缩的同时也关闭了撕裂口,空气不再进入胸腔,胸腔的压力仍可低于大气压,肺组织的压缩较轻微,患侧的呼吸功能仍然存在。②开放性气胸:外伤的创口较大,空气可自由进出胸腔,胸腔的压力等同于大气压。③张力性气胸:撕裂的脏层胸膜在裂口处形成活瓣,吸气时气体经裂口处进入胸腔,呼气时活瓣封堵裂口,使气体不能完全排出,胸腔内压力不断升高(可高于大气压),纵隔向健侧移位,可引起呼吸及循环功能障碍、心律紊乱、休克甚至危及生命。

胸腔内同时有液体存在为液气胸。可由肺部的疾病引起,如肺脓肿、肺结核,也可由胸部外伤或胸部手术所致。根据液体的性质分液气胸、脓气胸和血气胸,但X线上不易鉴别。

【诊断要点】

临床症状与发病的缓急、积气量的多少以及肺功能的情况有关。

1.突然胸痛和出现呼吸困难。

2.严重时表现为呼吸困难伴有发绀,并可伴有大汗淋漓和烦躁不安。

3.患侧胸廓饱满,肋间隙增宽,呼吸音及语颤音减弱或消失,叩诊呈鼓音。

4.如为液气胸,叩诊呈浊音,心音遥远。

5.X线胸片:

1)胸部正位(立位)片:示上肺野外带至肺尖处见条状透亮影,内无肺纹理显示,其内缘可见被压缩的脏层胸膜线。

2)胸部正位(仰卧位)片:见肺野外带及下肺野肋膈角区透亮度增强,内无纹理显示,积气量越多,肺压缩就越明显。胸腔内少量积气时,肺底部异常透亮,尤其在左侧横膈与心脏之间,显示一条线状低密度影,衬托出左侧横膈的顶部。如积气量大或胸腔内伴有液体时此征象消失。

3)胸部侧位(仰卧位水平投照)片:在前肋膈角区见局限性透亮度增强,肺组织向后受压移位。

【CT表现】

1.CT轴位扫描可显示脏层胸膜,呈弧形细线样软组织密度影与胸壁平行,其外侧即胸膜腔内极低密度的气体影,肺组织不同程度的受压移位(图2-1)。

2.由于CT取横断面扫描,少量气体不一定聚集在肺尖部。

3.液气胸时胸腔内可有气-液平面。

4.手术后所致的支气管胸膜瘘和食管胸膜瘘,行造影后CT扫描可发现对比剂外溢征象。

5.鉴别诊断:纵隔气肿常将纵隔胸膜向肺野推挤,并在纵隔气肿的衬托下显示纵隔胸膜线,而纵隔旁气胸是在肺野的内侧脏、壁层胸膜之间的少量积气,在气体的衬托下显示发丝样脏层胸膜线,明显比纵隔胸膜线细,CT检查更易于鉴别。

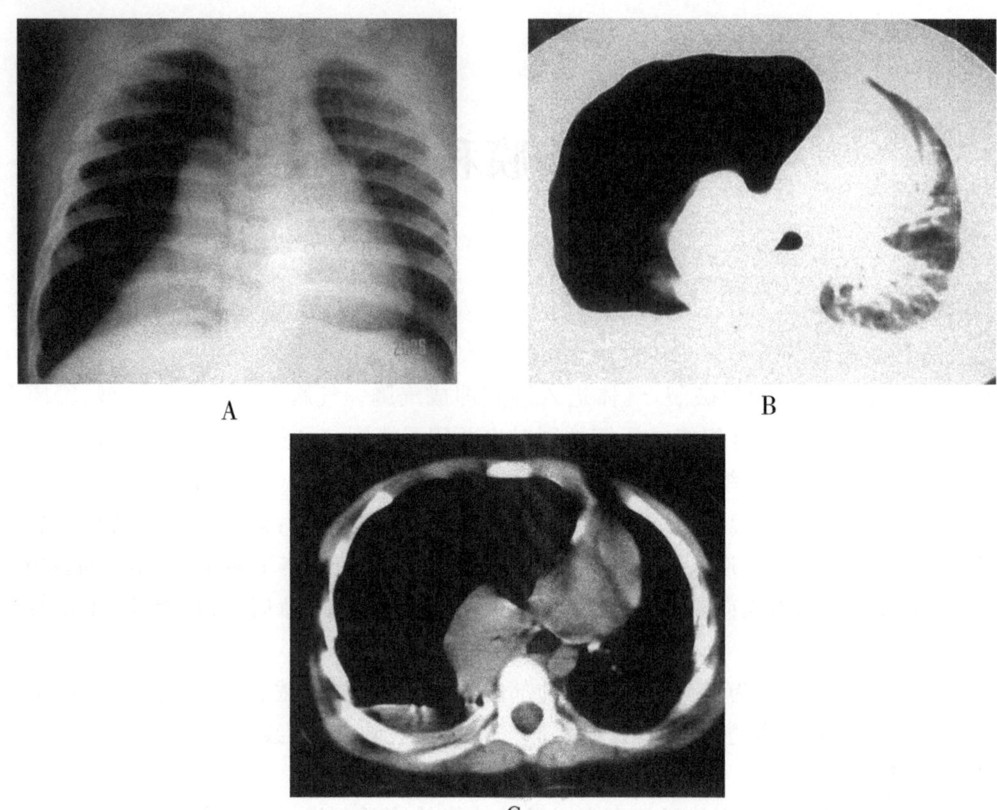

图 2-1　右侧液气胸

A.正位胸片见右上肺及中外带内无肺纹理,肺组织受压移向下肺野及肺门区,肺组织密度增高;B.CT平扫肺窗见右肺门区团块状密度增高影,局部肺野内无纹理显示,气管、心脏明显向左侧移位而成为纵隔疝,左肺受压;C.纵隔窗见右肺门区团块状软组织密度影,右侧胸腔内见气-液平面,心脏左移明显

(二)胸膜腔积液

胸膜腔积液形成是由于脏、壁层胸膜的毛细血管壁通透性增加,胸膜腔内液体增多。病因常见于感染性(结核、细菌、真菌等)、肿瘤性(胸膜间皮瘤、转移瘤等)、变态反应性(如结缔组织病)、化学性(如尿毒症)。按积液性质分为漏出液和渗出液,单纯的 CT 检查不能做出原发疾病的诊断。

【诊断要点】

1.症状:

1)结核性胸膜炎多见于年轻患者,常有咳嗽、发热和盗汗等表现;肿瘤性胸腔积液多见于中老年人。

2)积液量在 300ml 以下时症状不明显,超过 500ml 时常有胸闷、胸痛。

3)积液量继续增多时,两层胸膜隔开,不再随呼吸而摩擦,胸痛减轻,但心悸、气促加重。

2.体征:局部叩诊呈浊音,呼吸音减低等。

3.胸腔积液检查:通过胸腔积液生化、酶学及脱落细胞学的检查,有利于原发病的诊断。

4.B 型超声:

1)游离性胸腔积液表现为胸腔内的无回声区。

2)局限于胸腔侧壁或后壁时呈包裹性积液,表现为肺与胸壁间半圆形或扁平状无回声区,近胸壁处基底宽。

3)肺底积液可显示为上下范围很窄的扁平状无回声区。

5.X线胸片:少量积液表现为肋膈角变钝;中等量积液为外高内低的弧形液面;大量积液为一侧胸部均匀高密度影,纵隔向对侧移位。

【CT表现】

1.游离积液:

1)少量积液:表现为与胸膜平行的水样密度,弧线带状影。

2)中等量积液:为新月形低密度区,弧线向内侧凹陷(图2-2)。

3)大量积液:常压迫肺导致肺不张,压迫膈肌角向前移位;严重时,可导致横膈向下翻转,在肝膈之间形成水样低密度区,类似肝囊肿。

2.包裹性积液:表现为基底较宽的凸镜形阴影,与胸壁相交呈钝角,呈水样密度,邻近的肺组织受压。附近的胸膜增厚,可构成"胸膜尾征"(图2-3,图2-4)。

3.叶间积液:呈梭状或球状,沿叶间裂方向走行,呈水样密度(图2-5)。两端的叶间胸膜常有增厚,类似彗星尾状。

4.脓胸:为胸腔感染所致,增强扫描时,壁层胸膜增强明显,形成"脏壁层胸膜分离征",后期胸膜往往有钙化(图2-6)。

5.鉴别诊断:少量胸腔积液和胸膜增厚在平扫时不易鉴别。增强后前者无强化,后者有强化。

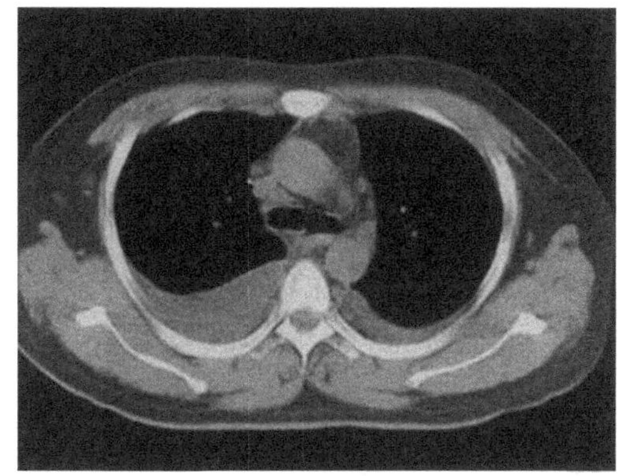

图2-2　胸腔积液

右侧中等量积液,左侧少量积液

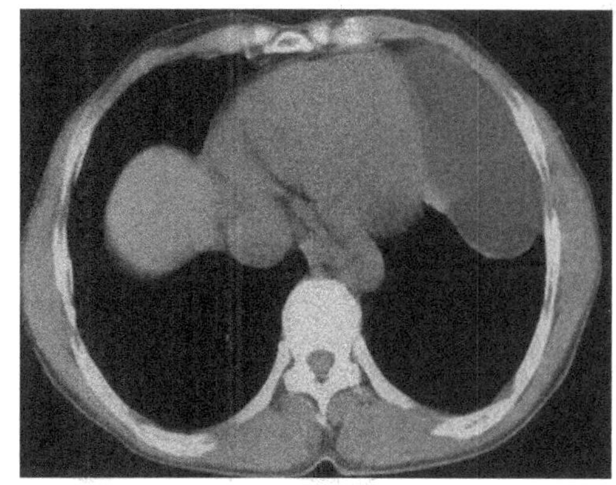

图2-3　胸腔积液

左前侧胸壁包裹性积液

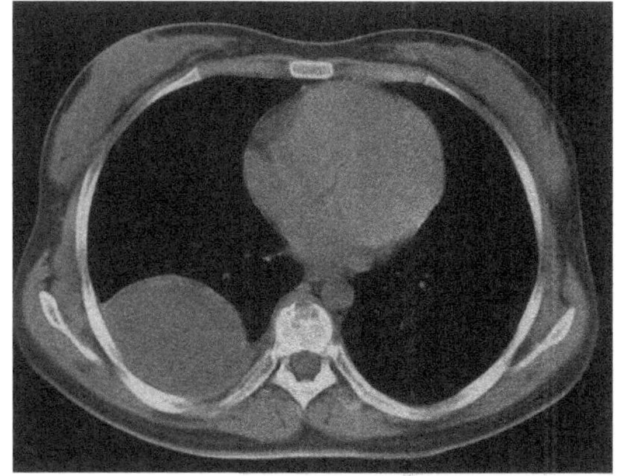

图2-4　胸腔积液

胸椎结核患者,右后胸壁包裹性积液呈凸镜形

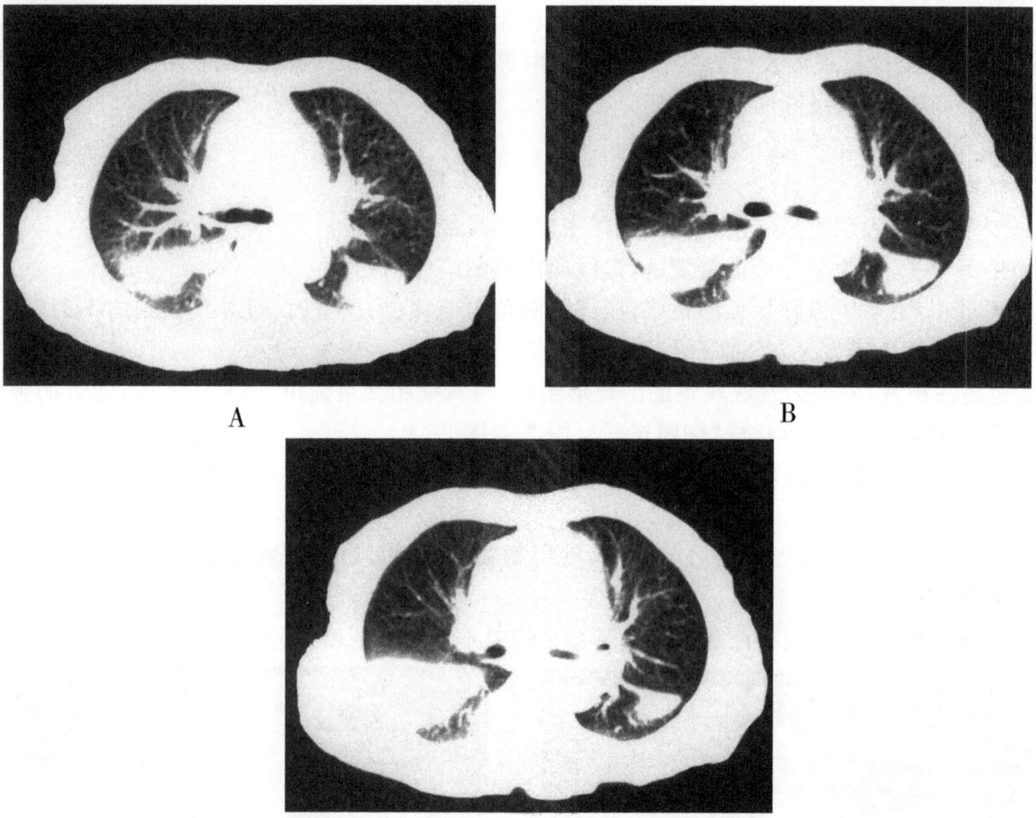

A

B

C

图 2-5 **胸腔积液**

A～C.双侧斜裂积液

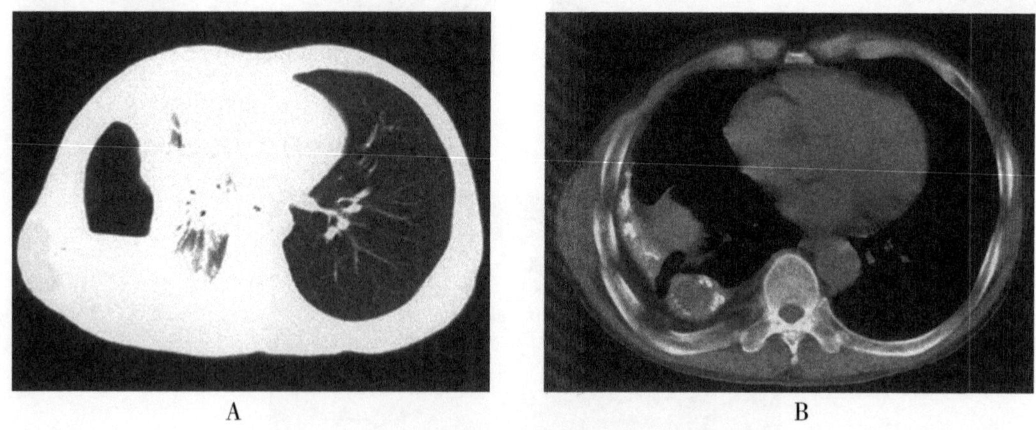

A

B

图 2-6 **胸腔积液**

A.肺窗见右侧包裹性气胸，并见较大气-液平面；B.纵隔窗见胸膜广泛增厚伴钙化，并见少量胸腔积液及同侧胸廓塌陷，肋间隙变窄

（三）胸膜间皮瘤

胸膜间皮瘤有良恶性之分，根据生长方式分为局限型和弥漫型两种，前者为良性或恶性，后者

属于高度恶性肿瘤。80%发生于40岁以上的成年人。起源于胸膜间皮组织或胸膜下结缔组织。脏、壁层胸膜均可发生。50%见于石棉沉着病患者或有石棉接触史的人群中。

【诊断要点】

1.局限型胸膜间皮瘤常无自觉症状，少数有胸部钝痛。

2.弥漫型者有顽固性胸痛、胸闷、干咳、进行性气促和体重下降。

3.部分患者有肺源性肥大性骨关节病的改变，以手部和踝部多见。肿瘤切除后，症状亦可消失。

4.其他检查：

1)胸腔积液检查：大量血性胸腔积液，透明质酸酶升高，间皮细胞数超过5%。

2)组织活检：具有确诊价值。

3)B型超声：

(1)局限型胸膜间皮瘤显示为与胸壁相连接的圆形或椭圆形中等回声区。

(2)良性者有完整包膜，内部回声均匀。

(3)恶性者包膜不完整，内部回声不均匀。

4)X线检查：胸片见局限者呈圆形或椭圆形致密影，恶性者往往有大量胸腔积液。胸膜腔造影时胸膜表面凹凸不平，呈波浪状。

5)MRI检查：肿块呈软组织信号，内部少有坏死。当胸膜间皮瘤发生出血并发血性胸腔积液时，T_1WI上信号强度高于结核性胸膜炎信号强度。

【CT表现】

1.局限型胸膜间皮瘤：

1)表现为胸腔周围或叶间裂区边界清楚、密度均匀的软组织肿块(图2-7)。

2)与胸膜相交呈钝角(图2-7)或有蒂与胸膜相连。

3)增强后均匀强化。

2.弥漫型(恶性)胸膜间皮瘤：

1)常表现为单侧弥漫性结节状胸膜肥厚伴大量胸腔积液，其厚度往往超过1.0cm(图2-8)。

2)常有胸腔体积缩小，纵隔结构因肿瘤浸润而固定(图2-9)。

3)易穿破胸膜侵犯胸壁软组织。

3.肺内常见间质纤维化，对侧胸腔的胸膜往往有改变，如胸膜钙化、胸膜斑等。

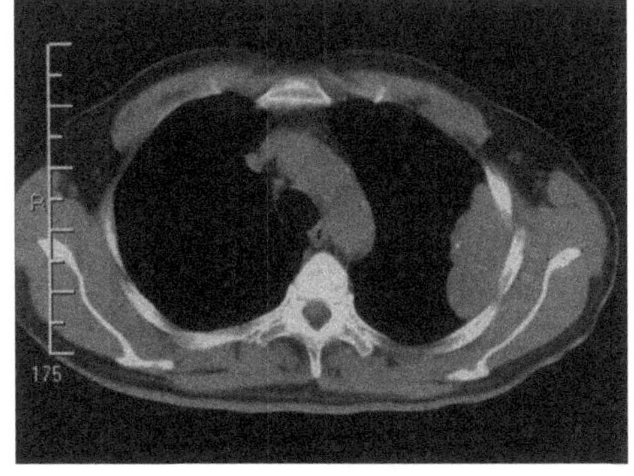

图2-7　局限型胸膜间皮瘤

CT平扫见左上侧胸壁边界清楚、密度均匀肿块，肿块以钝角与胸壁相交，其内有点状钙化，内缘呈波浪状

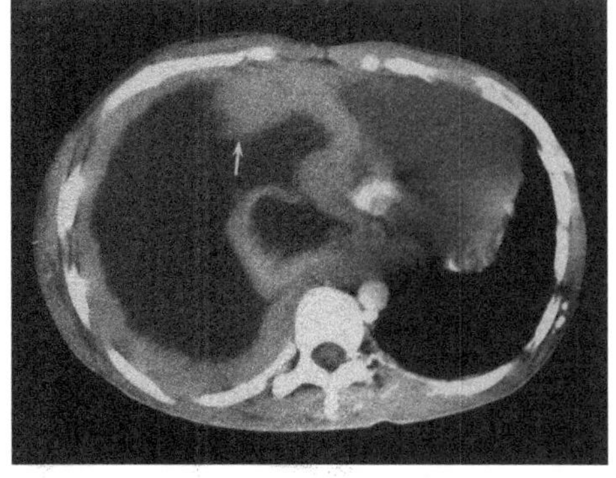

图2-8　弥漫型胸膜间皮瘤

CT平扫见右侧胸膜广泛增厚伴大量胸腔积液，胸膜上较大结节灶(↑)

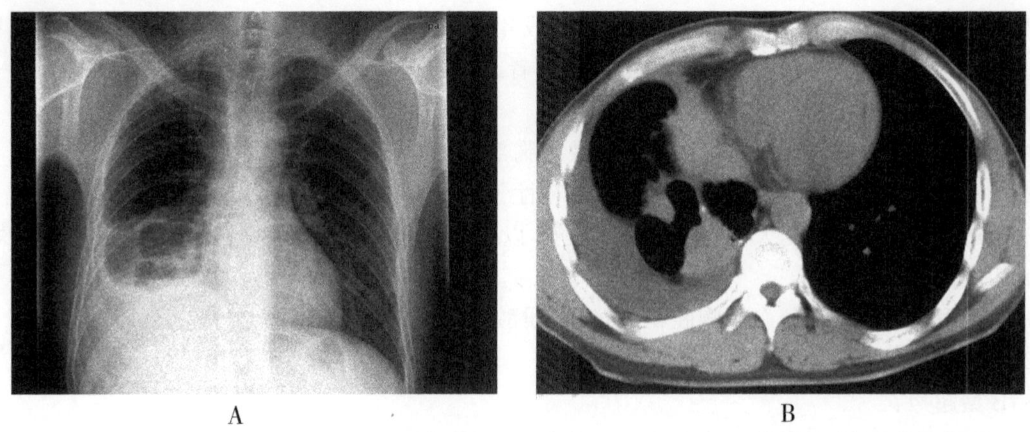

A　　　　　B

图 2-9　胸膜间皮瘤

A.正位胸片见右侧胸腔积液，肋间隙变窄，纵隔无明显移位；B.CT 平扫见右侧胸腔内中等量积液，胸膜上有软组织肿块并与胸膜粘连，同侧胸腔体积缩小

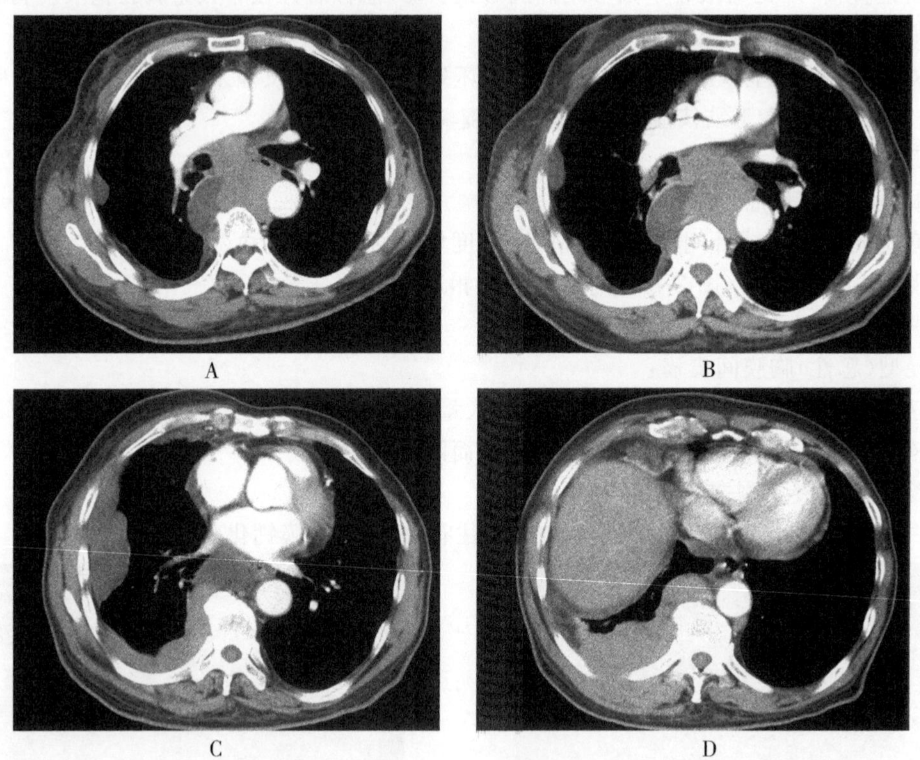

A　　　　　B

C　　　　　D

图 2-10　肉瘤样型恶性胸膜间皮瘤

增强扫描见右侧胸膜广泛软组织肿块，患侧且见少量胸腔积液和心包增厚，后纵隔见肿大淋巴结融合成团块状

4.肉瘤样型恶性胸膜间皮瘤：仅表现为胸膜增厚，没有或仅有少量的胸腔积液。又称干性恶性胸膜间皮瘤（图 2-10）。

5.鉴别诊断：胸膜转移瘤呈弥漫分布，常伴有肋骨破坏及胸壁软组织浸润，较少见到患侧胸腔容积缩小及纵隔固定征象。

二、心包病变

(一)心包积液

正常心包内有 20～50ml 液体。心包液体多于 50ml 即为心包积液。按积液性质分为漏出液和渗出液。漏出液常见于心脏疾患、钠水潴留及黏液性水肿等疾病;渗出液常见于结核、肿瘤及结缔组织病等疾患。

【诊断要点】

1.症状:以气促、呼吸困难、咳嗽、不能平卧为主要表现。根据积液量和增长速度,症状轻重不一。

2.体征:

1)心尖搏动减弱和消失、心浊音界向两侧扩大、心音低钝。

2)颈静脉怒张,血压和脉压下降等。

3.B 型超声:

1)右心室前壁、右心室流出道及胸壁间出现液性暗区。

2)左心室后壁与肺之间出现液性暗区。

3)大量积液时,在巨大心包腔内可见心脏前后壁同向运动,称心包摆动。

4.X 线胸片:

1)心缘正常弧度消失,心影向两侧扩大,呈烧瓶状或球形。

2)上腔静脉影增宽。

3)主动脉影缩短。

4)肺纹理减少。

5.MRI 检查:积液的信号强度与所用的扫描序列和积液性质有关。在 SE 序列的 T_1WI 上,浆液性积液多呈均匀低信号,渗出性积液多呈不均匀高信号,血性积液多呈中或高等信号,T_2WI 多为均匀高信号。

【CT 表现】

1.少量积液:积液量在 50ml 以上即可检出,心包厚度>4mm 为异常。

2.中等量积液:液体位于右心房、右心室腹侧面或环绕大血管的起始部(图 2-11)。

3.大量积液:心包腔呈不对称的环状影围绕整个心脏(图 2-12)。

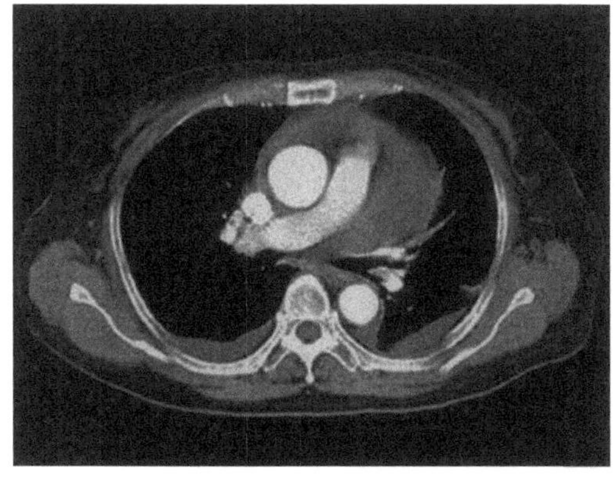

图 2-11　心包积液

增强扫描见中等量心包积液,环绕大血管的起始部,呈水样低密度影,两侧胸腔有少量积液

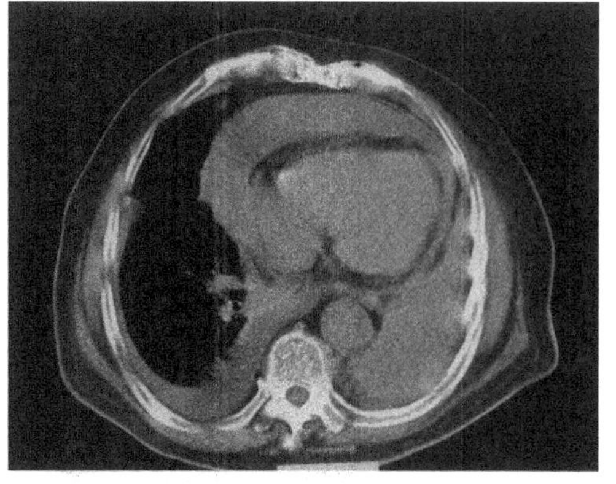

图 2-12　心包积液

左上肺腺癌胸膜和心包转移,大量心包积液,心包腔呈不对称的环状影围绕整个心脏,两侧胸腔积液

4.包裹性积液表现为一个或多个孤立性腔隙。

5.心包积液为漏出液时,CT 值较低;积液为渗出液或血性时 CT 值较高,可为软组织密度。

6.心包积液伴有心包增厚时,增强后增厚的心包有强化。

(二)缩窄性心包炎

缩窄性心包炎常因心包膜炎症病变持续或反复发作而引起。好发于 20～30 岁青年人,男女之比为 2∶1。病理改变为心包脏、壁两层之间发生粘连、纤维化及钙化,限制心脏的正常舒张,形成以体循环静脉压力异常增高为主要表现。病因可有感染、尿毒症、类风湿关节炎及肿瘤等原因,以结核性为多见。

【诊断要点】

1.症状:

1)以劳力性呼吸困难、下肢水肿、身体疲乏为主要表现。

2)部分患者出现上腹疼痛、皮肤黄疸等表现。

2.体征:

1)心率快、心包叩击音、心率不齐、血压低。

2)颈静脉怒张、肝大、腹水及下肢水肿。

3)两肺底闻及湿啰音。

3.心电图检查:肢体导联 QRS 波群低电压,T 波低平或倒置。

4.B 型超声:心包的两层分开,呈平行运动,纤维组织回声增强,回声较宽。当合并钙化时心包膜反射显著增强。

5.X 线表现:

1)X 线胸片:

(1)心影大小正常或轻度增大,主要为右心房增大。

(2)心脏各弧分界不清,其外形呈三角形。

(3)房室沟、右心房室周围、右心室胸骨面及膈面见到斑片、条状钙化。

2)透视下心脏搏动减弱。

【CT 表现】

1.心包增厚:表现为心包脏、壁层界限不清,多呈弥漫性不规则增厚,以右室侧为主,厚度多在 0.5～2cm(图 2-13,图 2-14)。

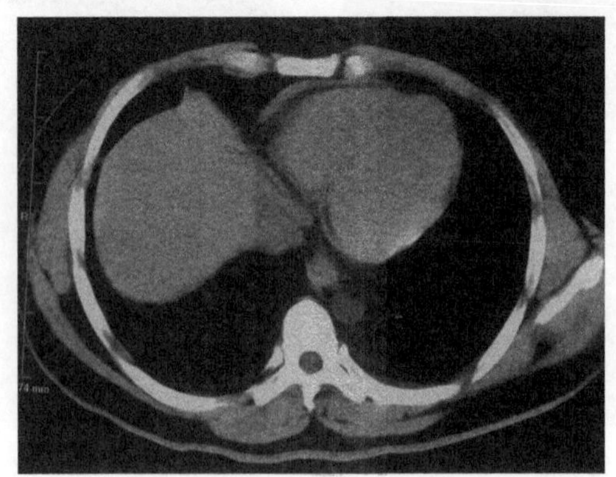

图 2-13 缩窄性心包炎

CT 平扫见心包脏、壁层界限不清,呈弥漫性增厚,以右室侧心包增厚为主

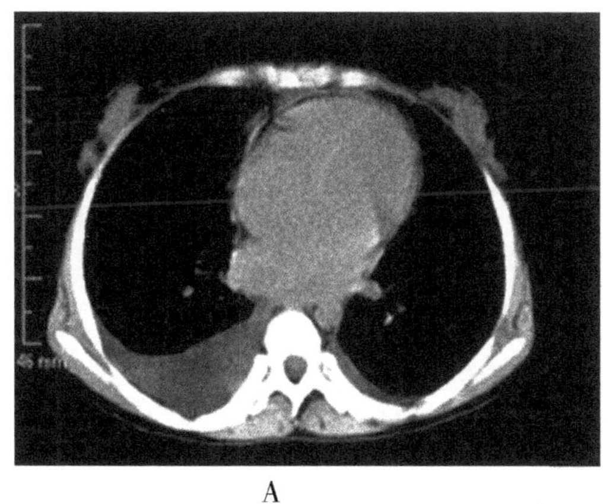

A

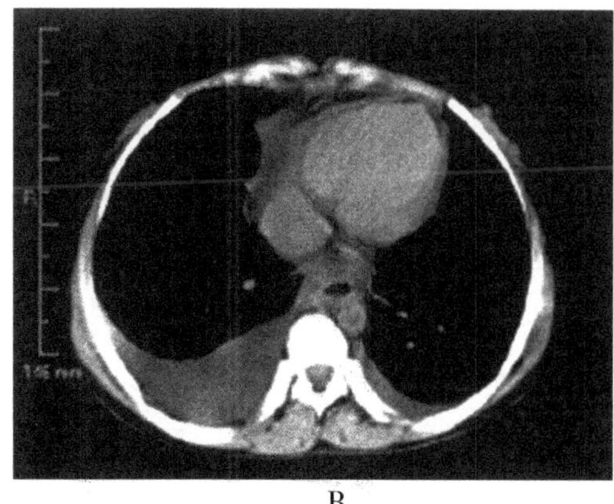

B

图 2-14　缩窄性心包炎

A.B.心包呈弥漫性不规则增厚，脏、壁层界限不清，下腔静脉扩张，两侧胸腔积液

2.心包钙化：右心室的腹侧面、膈面、房室沟和室间沟等部位增厚的心包出现斑点或斑块状、片状钙化灶(图 2-15)。

3.体静脉压力升高：可见上腔静脉和下腔静脉扩张，肝肿大和胸腔积液(图 2-14)。

4.增强扫描：可显示扩张的左右心房，呈管状的左右心室以及室间隔变直和肥厚征象。

(三)心包囊肿

心包囊肿较少见，属良性病变。占纵隔肿瘤和囊肿总数的 3.85%。囊肿大小不一，一般 3～7cm。心包囊肿起源于残存的体腔室壁隐窝，在胚胎发育过程中由于其未与心包腔融合而形成，大多位于右侧心膈角处囊肿的血供来自心包，多为单房，内壁为间皮细胞，囊肿内为澄清的液体。

【诊断要点】

1.临床常无症状，大多在体检时被发现。

2.其他检查：

1)X 线平片：囊肿多呈圆形或椭圆形，轮廓光整、清楚，多位于右侧心膈角处，心包其他部位亦可发生，侧位胸片囊肿上尖下圆，呈水滴状。透视下变换体位囊肿形态可发生变化。

2)MRI 检查：一般呈长 T_1、长 T_2 信号，囊壁在 T_1 上呈线状稍高信号，囊内含有较多黏液蛋白或出血时 T_1 呈均匀高信号。

【CT 表现】

1.囊肿边缘锐利、清楚，壁薄，其内密度多数均匀，呈水样密度的肿块，如囊内含有较多黏液蛋白或有出血，囊肿密度增高(图 2-16)。

2.增强扫描囊内无强化，囊壁强化不明显(图 2-17)。

3.鉴别诊断：心包憩室与心包囊肿相似，前者与心包腔相通，改变体位时憩室可缩小；而后者改变体位时体积不缩小，仅有形态的改变。

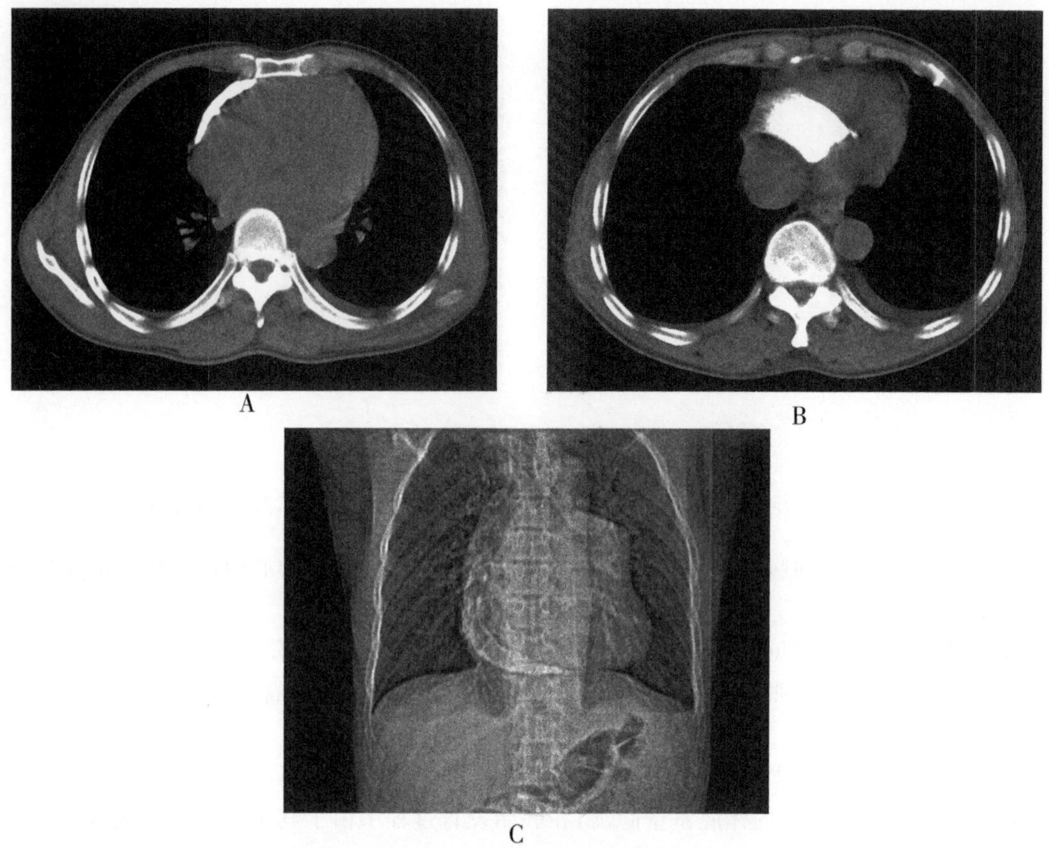

图 2-15 **缩窄性心包炎**

A.CT 平扫见右心室的腹侧面条片状钙化灶;B.室间沟处心包钙化呈斑块状;C.胸部平片示右心缘弧线状钙化

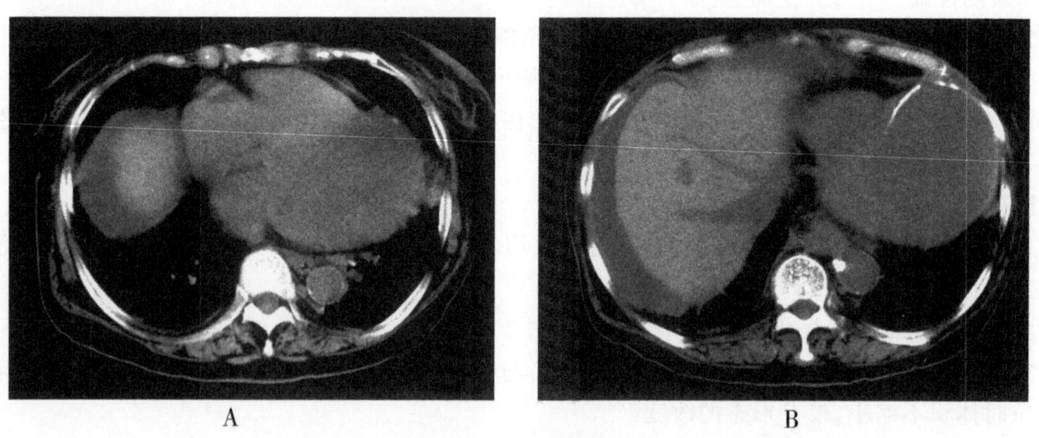

图 2-16 **心包囊肿**

A.CT 平扫见心包左后方巨大囊性肿物,其内密度欠均匀;B.下方囊肿壁呈条状钙化

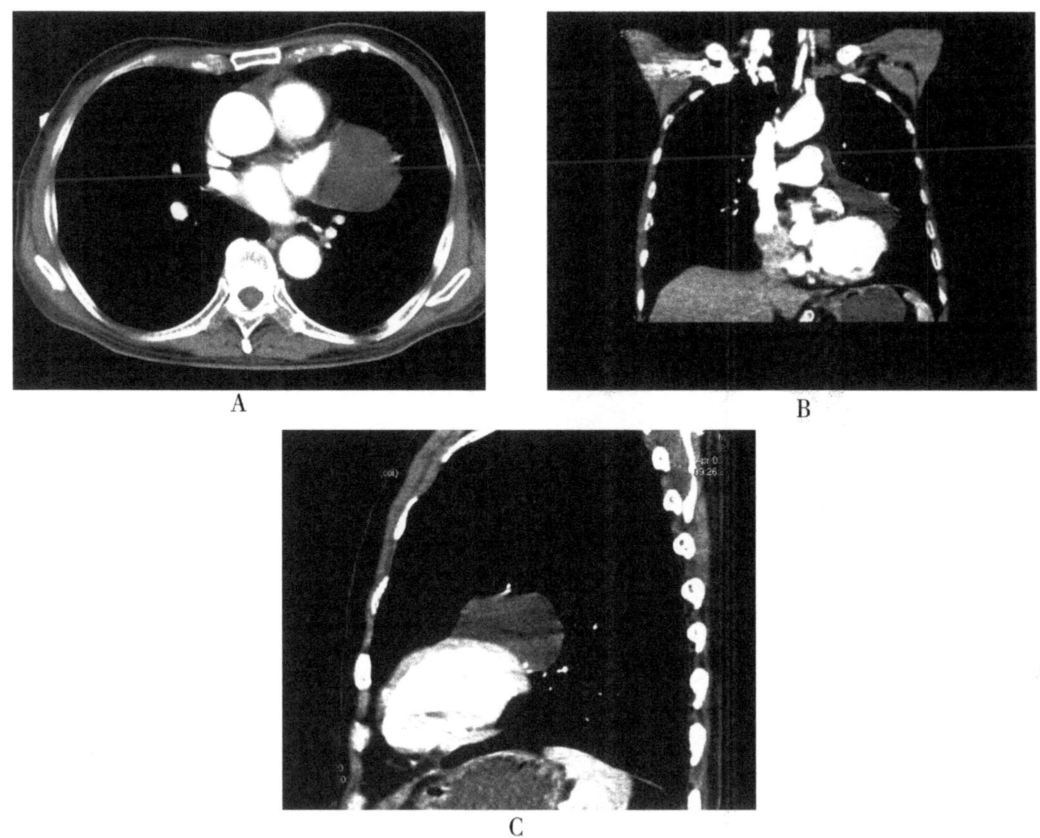

图 2-17　**心包囊肿**

A.增强扫描见心底部左侧囊性占位，无强化；B.C.多平面重组见囊肿呈椭圆形，与心包腔不相通

（四）心包脂肪肉瘤

心包脂肪肉瘤为恶性间叶组织肿瘤，极少数由脂肪瘤恶变而来。原发于心包的脂肪肉瘤非常罕见，国内外文献至今仅见几例报道。多发生于成年人，以 40～60 岁居多。脂肪肉瘤分为五型：Ⅰ型为分化好的脂肪肉瘤；Ⅱ型为黏液性脂肪肉瘤；Ⅲ型为多形性脂肪肉瘤；Ⅳ型为圆细胞脂肪肉瘤；Ⅴ型为去分化脂肪肉瘤。

【诊断要点】

1.可有心前区不适等症状，心浊音界扩大。

2.X 线胸片上有心影增大。

3.超声检查可发现心包内回声异常。

【CT 表现】

1.分化较好的脂肪肉瘤表现为巨大脂肪密度肿物，其内夹杂云絮状、条纹状分隔。无明显脂肪成分时，诊断困难。

2.黏液性脂肪肉瘤可似囊样的实性肿物，增强有网状、岛状不均质强化（图 2-18）。

3.Ⅲ～Ⅴ型为不均质软组织肿物，无脂肪成分，可有坏死，增强后肿瘤实质区血供丰富。

4.鉴别诊断：

1）心包间皮瘤：表现为心包不规则增厚及不光滑结节，多有密度较高的积液。

2）心包内畸胎瘤：多见于青少年，密度不均，可见多种密度。如脂肪、水和牙齿等。

3)心包转移瘤:发生率远高于原发肿瘤,常呈多发、大小不等、形态不规则结节,多有积液,多数有明确病史或相邻结构的肿瘤性病变。

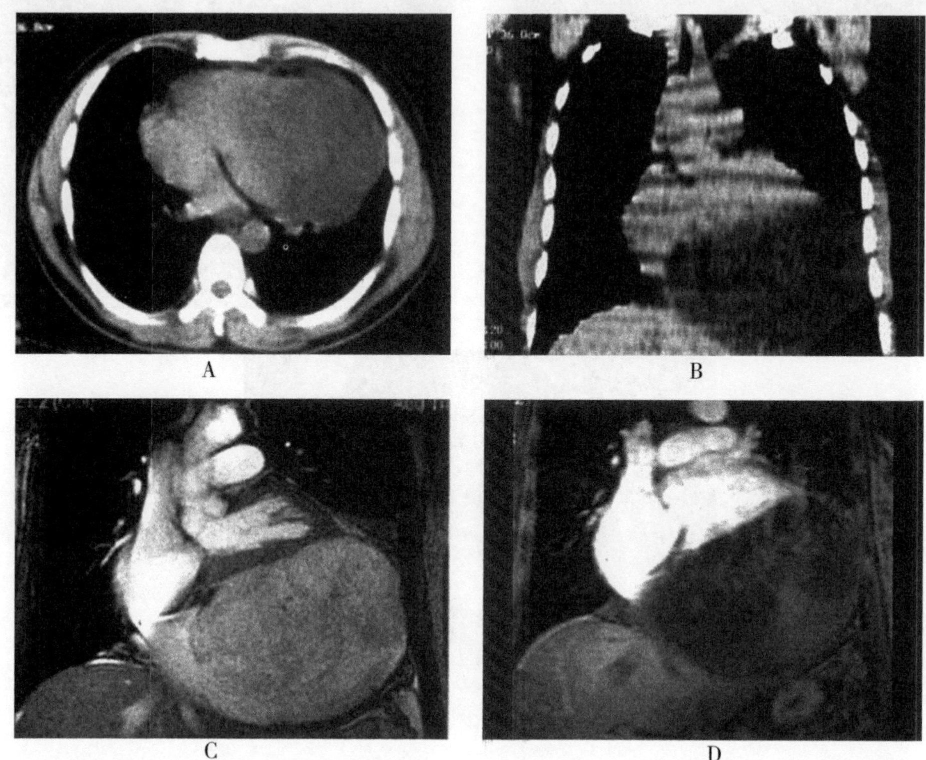

图 2-18 **心包脂肪肉瘤**

A.B.CT 平扫见心包内低密度肿物,主体位于左房、室心肌外侧,与心肌分界不清,与壁层心包分界清晰;C.D.MRI 见心包内巨大不均匀异常信号,左心室明显变形,肿瘤与心肌界限不清,增强后无明显强化

第三章　血管性病变

一、脑血管病变

（一）颅内动脉瘤

颅内动脉瘤是指颅内动脉的局限性异常扩张。发病率为 0.2%～1%，以 40～60 岁多见，男女发病之比为 2∶3。根据病因可分为先天性、动脉硬化性、感染性和外伤性等。颅内动脉瘤多数发生在脑底动脉环的前半部，约 90%起自于颈内动脉系统，10%起自椎-基底动脉系统。直径＜0.5cm 的为小型动脉瘤，0.5～1.5cm 为一般动脉瘤，1.5～2.5cm 为大型动脉瘤，＞2.5cm 为巨型动脉瘤。

【诊断要点】

1.症状和体征：

1)未破裂动脉瘤：大多无特殊症状。大型动脉瘤可影响到邻近的脑神经或脑组织而产生相应的症状和体征，如动眼神经麻痹、三叉神经痛、面部感觉减退、视野缺损等，有的可出现持续性偏头痛、突眼、颅内血管杂音等。

2)动脉瘤破裂：可形成蛛网膜下隙出血或脑内出血、脑室内出血，表现为突发剧烈头痛、恶心、呕吐、偏瘫及精神症状等。

2.X 线平片：对于巨型动脉瘤诊断有一定参考价值，可发现弧形钙化及由于瘤壁压迫而造成的颅骨骨质吸收改变。

3.脑血管造影：能直接显示动脉瘤的部位、大小、形态、数目及瘤内有无血栓等。

4.MRI 检查：MRI 显示动脉瘤取决于瘤体大小、血流特征、瘤内血栓、瘤壁钙化及含铁血黄素沉着等因素。动脉瘤的瘤腔在 T_1WI 和 T_2WI 图像上呈低信号，动脉瘤内血栓则显示为高低相间的混杂信号。

5.CTA 和 MRA 检查：可直接显示动脉瘤。

6.腰椎穿刺：如怀疑有蛛网膜下隙出血，可行腰椎穿刺检查，脑脊液呈血性。

【CT 表现】

1.未破裂动脉瘤：使用螺旋 CT 和薄层扫描，可以发现 0.5cm 或更小的动脉瘤。根据动脉瘤内有无血栓形成，CT 上可分为三型：

1)Ⅰ型(无血栓性动脉瘤)：

(1)CT 平扫表现为圆形或类圆形稍高密度影(图 3-1A)。

(2)增强后瘤腔呈明显均匀强化，边缘清晰(图 3-1B，图 3-1C)，有时增厚的动脉瘤壁亦发生强化，表现为在明显均匀强化的边缘有一轻度的强化环。

2)Ⅱ型(部分血栓性动脉瘤)：

(1)CT 平扫表现为圆形等密度或环形钙化区内一个中心性或偏心性稍高密度影。

(2)增强后原代表瘤腔的稍高密度影明显强化，而原等密度血栓区强化不明显，有时较大动脉瘤的瘤壁亦可强化，表现为动脉瘤的边缘和中心均强化，而其间的血栓部分不强化，呈同心圆状改变,称为“靶征”(图 3-2)。

3)Ⅲ型(完全血栓性动脉瘤):

(1)CT 平扫表现为病灶中心等密度,其周边呈稍高密度并常有钙化。

(2)增强后周边动脉瘤壁环状强化而中心部分强化不明显。

(3)急性期的新鲜血栓例外,CT 平扫上可表现为高密度区。

2.动脉瘤破裂出血:CT 上多不能显示瘤体,但可显示因动脉瘤破裂所致的蛛网膜下隙出血、脑内血肿和脑室内积血。另可依据出血部位、范围推测动脉瘤位置(图 3-3)。

3.动脉瘤破裂出血常可造成动脉痉挛,并发脑缺血、脑梗死、脑水肿,后期引起脑积水等继发改变。

4.CTA 表现及诊断价值:CTA 可进行 VR、MIP、MPR 等血管重组显示动脉瘤的形态、大小、方向、载瘤动脉,并可进行瘤颈大小的测量和瘤腔内有无血栓的判断,同时在 VR 图像上可以进行各种方向的旋转,观察动脉瘤以及周围空间的解剖关系(图 3-1D,图 3-1E)。

5.鉴别诊断:

1)脑膜瘤:需与位于鞍区的脑膜瘤鉴别,脑膜瘤内可见沙粒样或不规则钙化,相应部位骨质增生,增强后多呈均匀强化,动态增强扫描时间-密度曲线呈缓慢上升和下降。而动脉瘤平扫瘤壁可有环形钙化,瘤周无水肿,动态扫描呈速升速降,与脑血管相同。

2)垂体瘤:鞍内及鞍上池处圆形或类圆形稍高密度肿块,蝶鞍增大,增强扫描肿瘤呈均匀性或环形中度强化。

3)较小的动脉瘤需与一些正常的血管结构如血管袢以及静脉突起鉴别。

(二)脑血管畸形

脑血管畸形为先天性脑血管发育异常。一般分为四种基本类型:动静脉畸形、海绵状血管瘤、静脉畸形和毛细血管扩张症。其中以动静脉畸形最多见,毛细血管扩张症罕见。

动静脉畸形

动静脉畸形(arterio-venous malformation,AVM)发病率为 0.35%~1.1%,可发生于任何年龄,多见于 40 岁以前的青壮年,男性略多于女性。90%发生于幕上,多见于大脑中动脉分布区的脑皮质,也可发生于侧脑室脉络丛、硬脑膜、软脑膜、小脑及脑干等部位。病灶大小差异很大,动静脉畸形病理表现为迂曲扩张的供血动脉与引流静脉之间无正常毛细血管床,而通过畸形的血管襻直接相通,形成异常的血管团。畸形血管易破裂出血致蛛网膜下隙或颅内出血,由于动静脉短路,周围脑组织因缺血而发生萎缩,称为“盗血现象”。

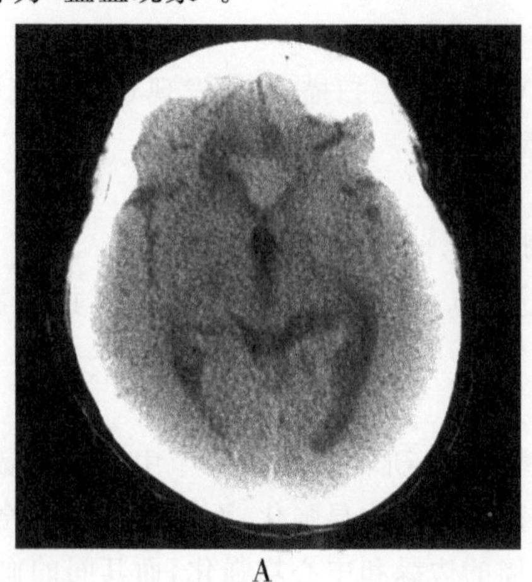

A

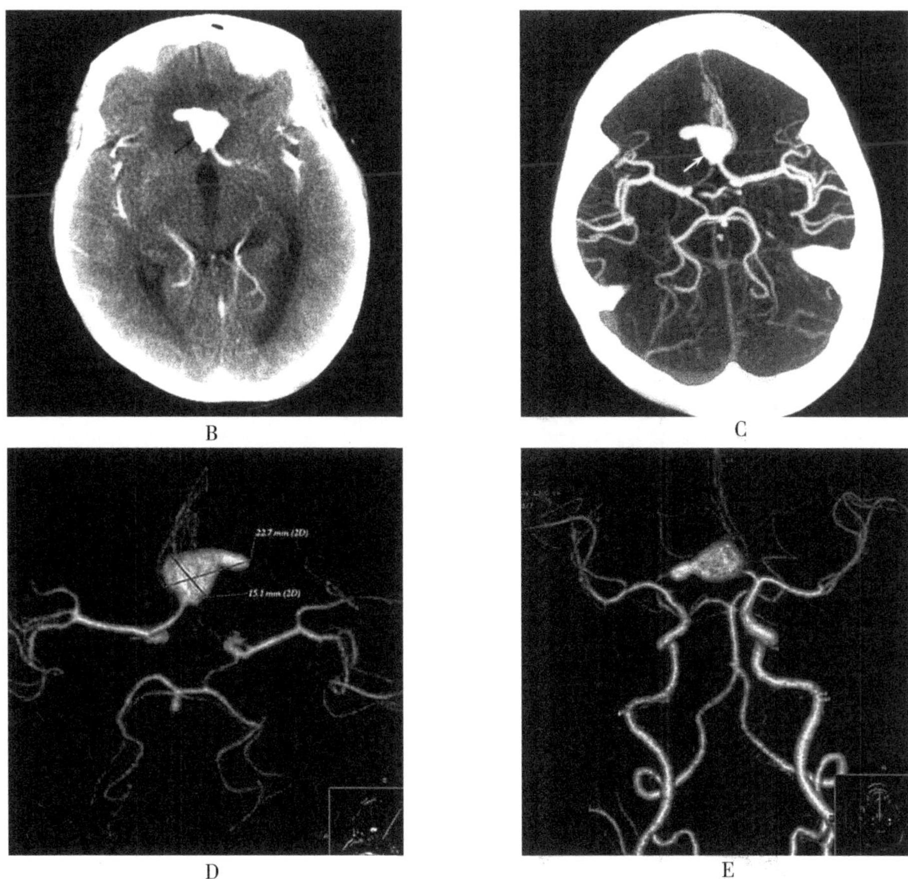

图 3-1　无血栓性动脉瘤

A.CT 平扫见额底不规则等密度病灶，灶周可见低密度水肿区；B.增强扫描病灶明显均匀强化，边缘清晰(↑)，其强化程度与脑内动脉血管密度相等；C.MIP 像示病灶位于前交通动脉，广基底与前交通动脉相连，动脉瘤方向朝右上(↑)；D.E.VR 轴位及冠状位重组显示前交通动脉瘤与两侧大脑前动脉、中动脉之间的立体关系

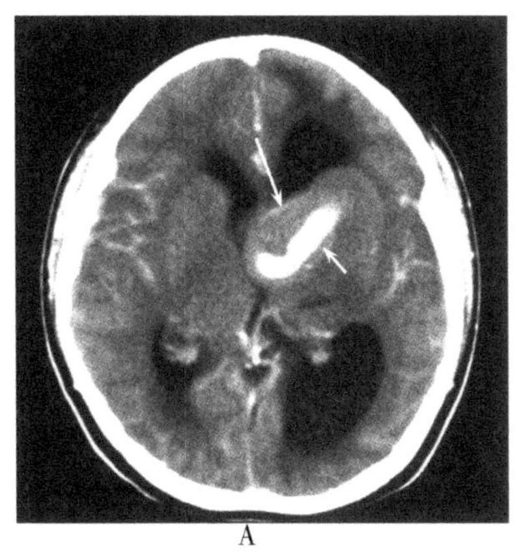

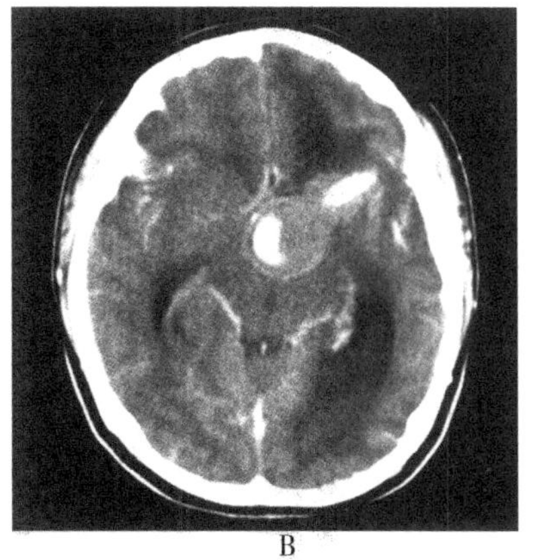

图 3-2　部分血栓性动脉瘤

A.增强扫描见左侧大脑中动脉大型动脉瘤，瘤腔明显强化(↑)，瘤壁呈轻度强化(长↑)，其间血栓部分不强化，侧脑室扩大，以左侧明显；B.下一层面，瘤体呈哑铃状

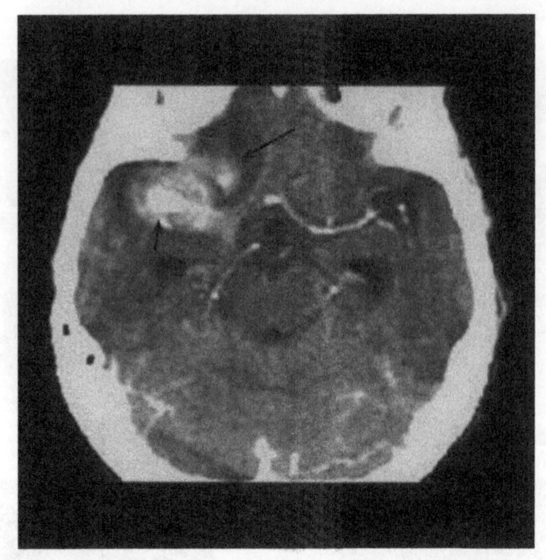

图 3-3　动脉瘤破裂出血

增强扫描见右侧大脑中动脉动脉瘤，瘤腔呈明显均匀强化（↑），其周见稍高密度为动脉瘤破裂形成的脑内血肿（长↑），周围水肿明显

【诊断要点】

1.症状和体征

1)出血：AVM 主要症状是出血，表现为蛛网膜下隙出血及脑实质出血。发病较突然，出现头痛、呕吐、昏迷、偏瘫，且可反复多次出血。

2)癫痫：癫痫的发生率仅次于出血，发作可为局灶性，亦可为全身性。

3)头痛：间歇性反复发作性头痛亦是本病常见的症状，有 60％以上患者有长期头痛发作史。

4)其他表现：进行性神经功能障碍，主要表现为运动或感觉性瘫痪，此外还有智力减退、颅内血管杂音及眼球突出等。

2.脑血管造影：是诊断 AVM 最可靠的方法，可以显示动静脉畸形异常血管团、明显增粗迂曲的供血动脉及引流静脉、动静脉短路等。

3.MRI 检查：可见病变区 AVM 的异常血管团在 T_1WI 和 T_2WI 均表现为低信号或无信号：AVM 的回流静脉 T_1WI、T_2WI 为低信号，T_2WI 有时可为高信号；供血动脉表现为低或无信号。

4.CTA 和 MRA 检查：可直接显示畸形血管团、供血动脉和引流静脉，诊断价值均较高。

【CT 表现】

1.AVM 未破裂：

1)CT 平扫：表现为局灶性团块状或点线状混杂密度区，形态不规则，边界不清，可有钙化(图 3-4A)。

2)增强扫描：病灶区呈蚯蚓状、团块状强化，有时可见点线状迂曲扩张血管影，其周围可见粗大供血动脉和迂曲扩张的引流静脉(图 3-4B，图 3-5，图 3-6)。

3)病灶周围可出现局限性脑萎缩，一般无占位效应，不出现周围脑水肿现象。

2.AVM 破裂出血：

1)可引起脑内(图 3-7，图 3-8)、脑室内及蛛网膜下隙出血，硬膜下出血罕见。

2)脑内血肿一般发生在病变周围脑实质内，位置比较表浅，多见于额(图 3-8)、顶、枕叶，血肿形态大多不规则，伴有水肿和占位效应。

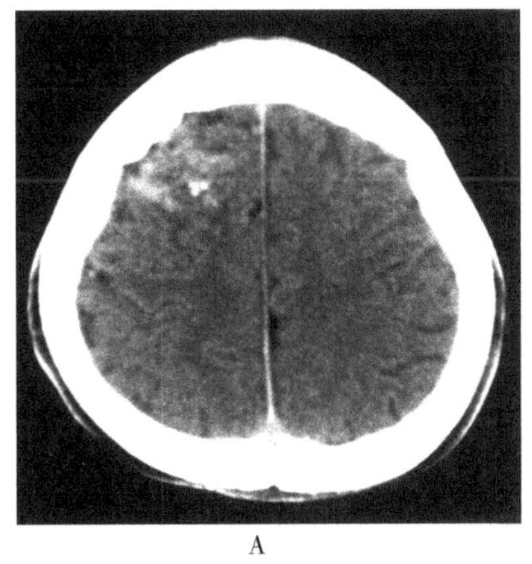
A

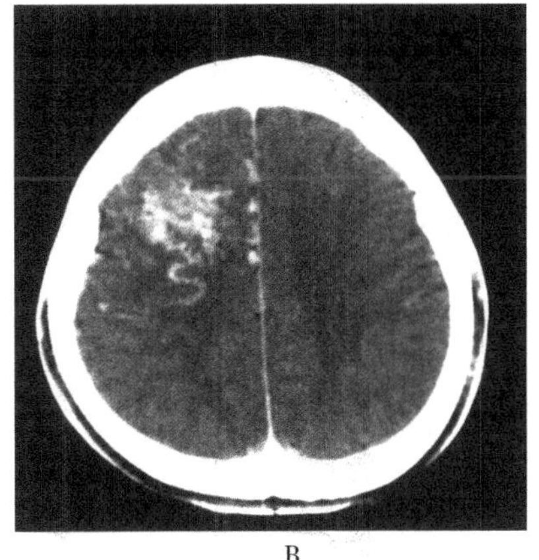
B

图 3-4 动静脉畸形

A.CT 平扫见右额顶叶不规则混杂密度区，其间有斑点状钙化，局部脑沟增宽；B.增强扫描呈不规则非均匀性强化，并见增粗迂曲血管影

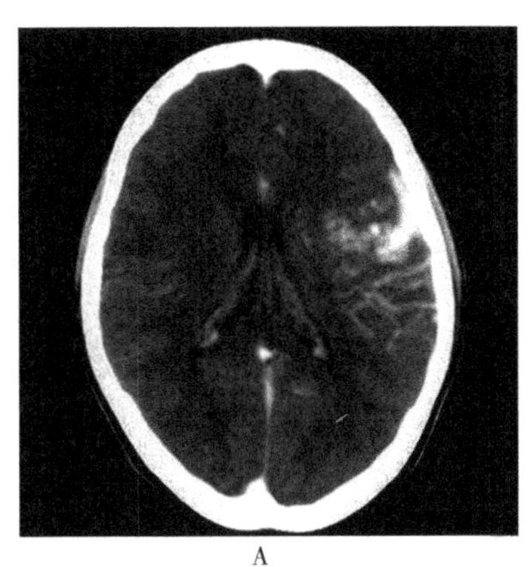
A

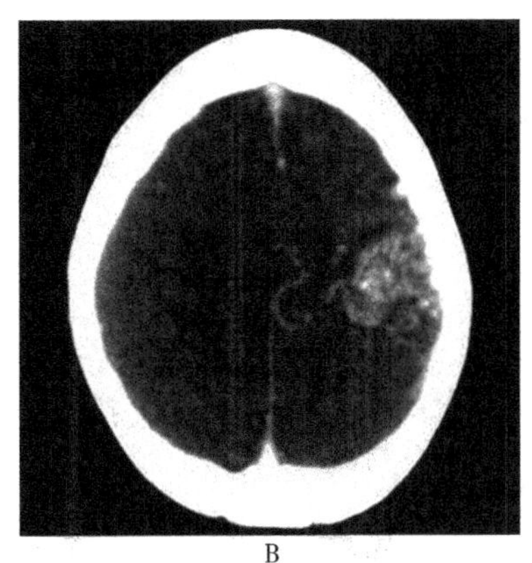
B

图 3-5 动静脉畸形

A.B.增强扫描见左顶叶点线状迂曲扩张血管

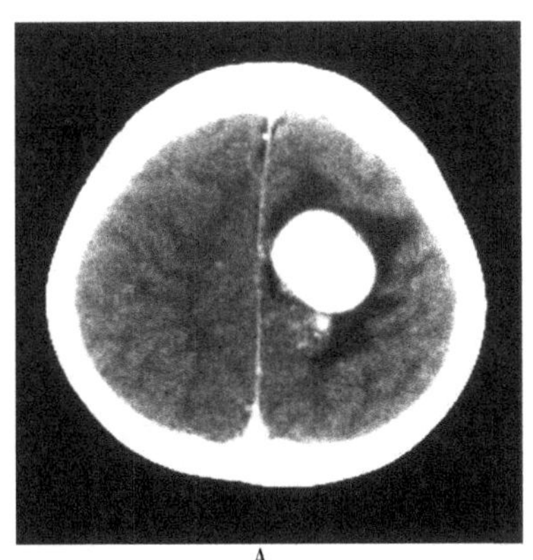
A

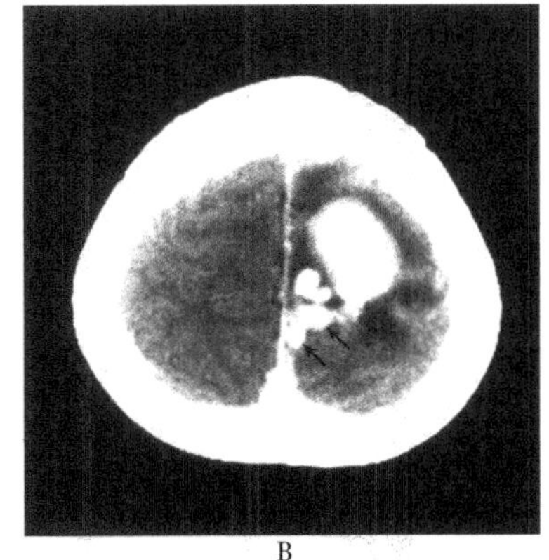
B

图 3-6 动静脉畸形

A.B.增强扫描见左顶叶类圆形明显均匀强化灶，边缘清晰光滑，为瘤样扩张异常血管，并见粗大迂曲静脉向中线引流（↑），病灶周围见低密度软化区

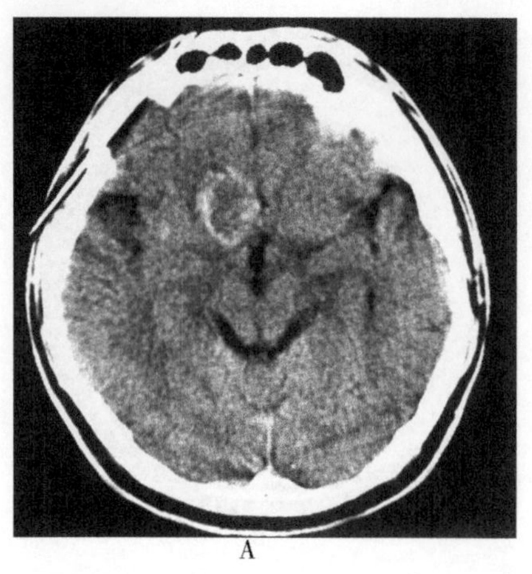
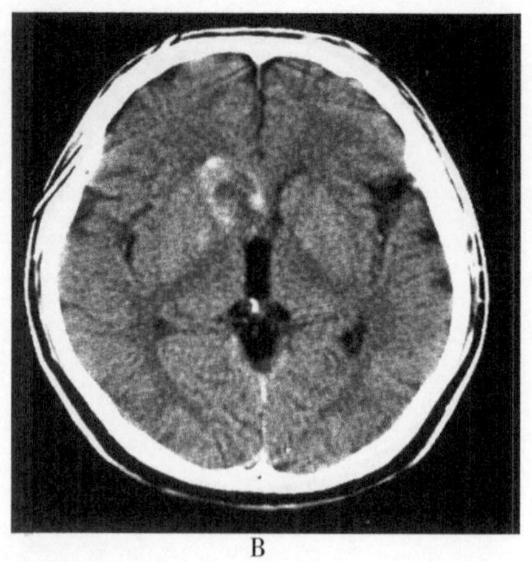

A　　B

图 3-7　动静脉畸形破裂出血

A.B.CT 平扫见右额叶和基底节区血肿吸收期,其周边有欠规则环形高密度带,并见水肿及占位效应

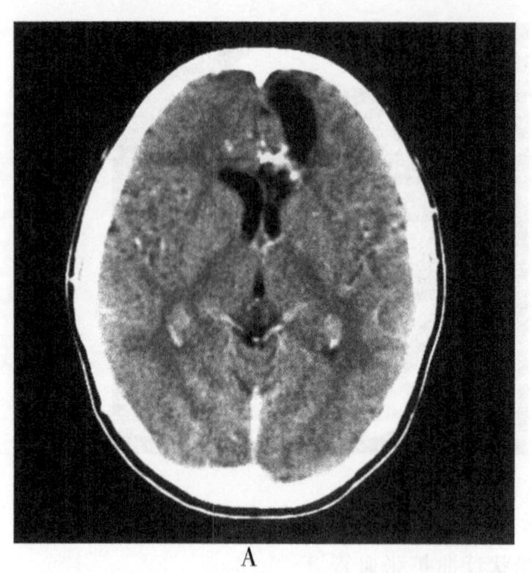
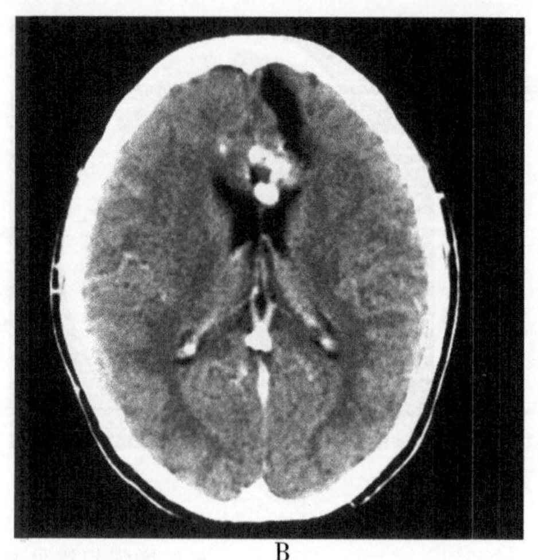

A　　B

图 3-8　动静脉畸形出血后囊变

A.B.增强扫描见左额叶增粗迂曲血管,其前方见长条形低密度囊变区,边界清晰锐利

3.颅内 AVM 中约有 10%来源于硬脑膜,称为"硬脑膜 AVM",CT 平扫常表现为脑水肿和脑室扩大,增强可见紧贴颅板的蚯蚓状或斑片状强化影,还可见直窦、横窦扩张。

4.MSCTA 通过 MIP 及 VR 像可直接显示 AVM 畸形血管团的供血动脉、大小范围及引流静脉(图 3-9,图 3-10)。

5.鉴别诊断:

1)海绵状血管瘤:病灶钙化比较明显,增强扫描看不到增粗的供血动脉及扩张迂曲的引流静脉。

2)少突胶质细胞瘤:AVM 有明显钙化者需与少突胶质细胞瘤鉴别,后者有灶周水肿和轻度占位效应,增强后无畸形血管显示。

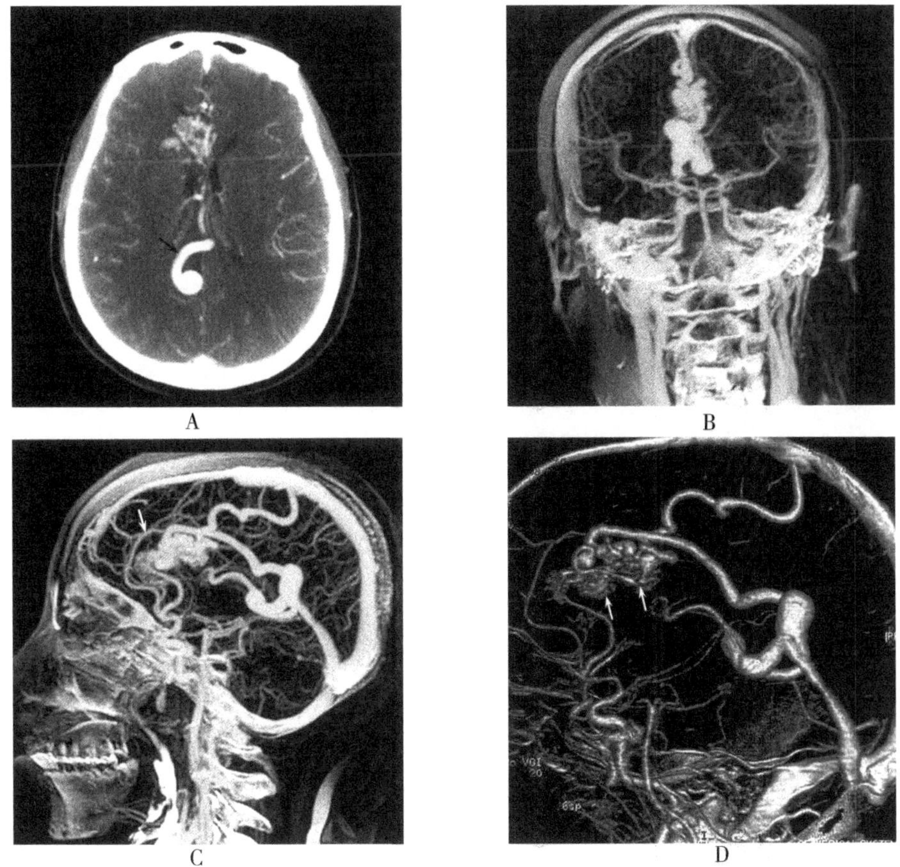

图 3-9　**大脑前动脉动静脉畸形**

A.增强扫描见畸形血管团位于右额叶，同时可见粗大引流静脉注入大脑大静脉(↑)；B.C.冠状面及矢状面 MIP 显示畸形血管团位于大脑前动脉区域，尤其矢状面重组 MIP 明确显示供血动脉来自于大脑前动脉的胼周动脉(↑)，引流静脉粗大，直接引流到大脑大静脉和大脑的浅静脉分别注入扩张的直窦和上矢状窦；D.矢状面 VR 重组像显示畸形血管团与周围血管的空间关系(↑)

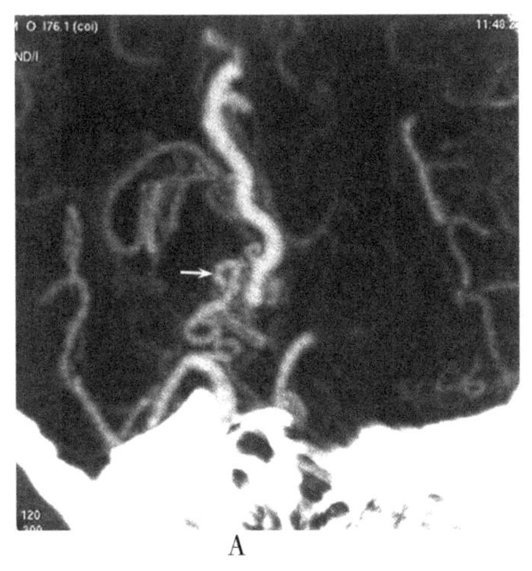

A

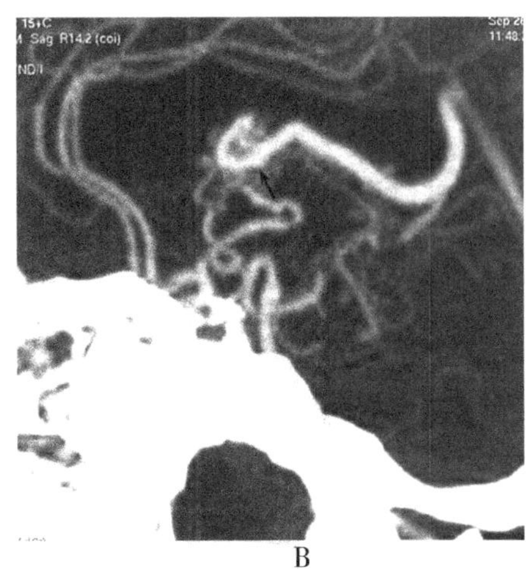

B

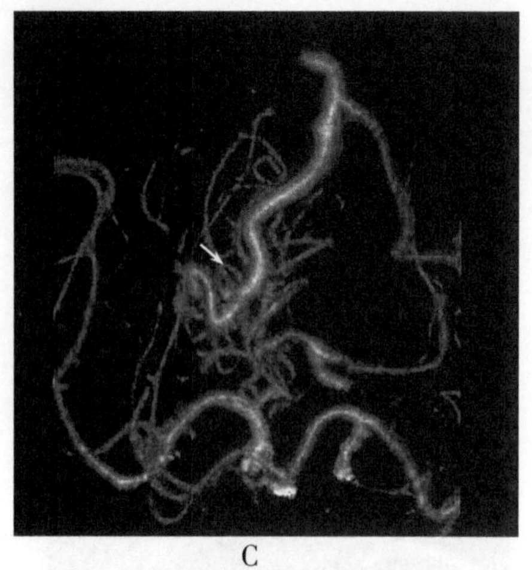

C

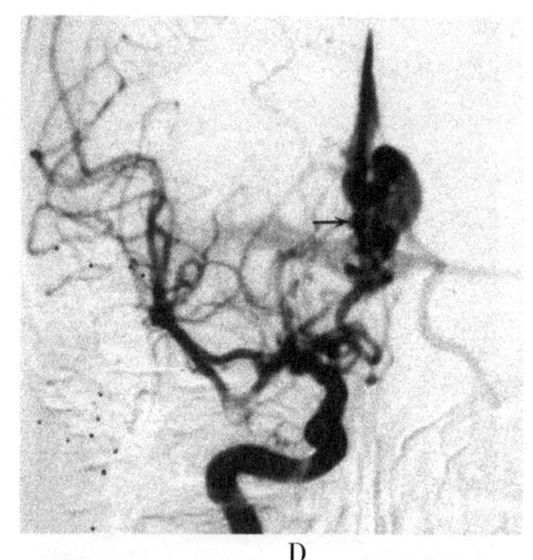

D

图 3-10　大脑后动脉动静脉畸形

A.冠状面 MIP 显示畸形血管团和粗大引流静脉(↑),供血动脉显示不清;B.矢状面 MIP 显示畸形血管团的供血动脉来自右侧大脑后动脉(↑),引流静脉为粗大的大脑大静脉;C.VR 像显示畸形血管团与周围大脑动脉血管的空间解剖关系(↑);D.DSA 证实 AVM 供血动脉和引流静脉(↑)

静脉畸形

静脉畸形主要包括静脉性血管瘤和大脑大静脉畸形。

【诊断要点】

1.静脉性血管瘤:

1)常位于大脑或小脑深部髓质部位,也可发生在侧脑室前角附近的髓质区内。

2)髓质静脉呈放射状排列扩张迂曲称为"水母头征"。汇入一支增粗的中央静脉同时向皮质表面和静脉窦或向室管膜下引流,病灶间夹杂着正常的脑组织结构。

3)大多数患者可无任何症状和体征。偶可因伴发的海绵状血管瘤出血引起癫痫等症状。

2.大脑大静脉畸形:分为动静脉瘘型和 AVM 型。

1)动静脉瘘型于出生时常表现有充血性心衰、脑大畸形和脑积水。

2)AVM 型小儿多见,常有发育迟缓和视觉障碍。

3)两型均可见头部血管杂音、局部神经症状、癫痫、梗阻性脑积水和颅内出血等症状。

3.MRI 检查:静脉性血管瘤表现为一支增粗的静脉,周围有放射状、毛刺状小血管如水母或羽毛状,T_1WI 和 T_2WI 上均为低信号。大脑大静脉畸形表现为大脑大静脉区边界清楚的圆形或三角形信号不均匀的病灶,其中血流较快的表现为流空现象,血流淤滞的表现为 T_1WI 呈等或低信号,T_2WI 呈稍高信号,附壁血栓在 T_1 和 T_2 像上均为高信号。

【CT 表现】

1.静脉性血管瘤:

1)CT 平扫可无异常表现,或于侧脑室前角附近见稍高密度灶,边缘不清。

2)增强后病灶区出现髓质静脉强化,呈点状或线状,中央静脉也可见增粗,病灶无占位。

3)CTA 显示髓质静脉呈放射状或星芒状排列,称"水母头征"(图 3-11)。

2.大脑大静脉畸形(Galen 静脉瘤):

1)CT 平扫显示四叠体池内边界清楚的圆形、类圆形或三角形稍高密度影,灶缘常可见点状、线状或弧形钙化。

2)较大的 Galen 静脉瘤可引起第三脑室及第三脑室以上的脑室系统扩大积水。

3)增强扫描瘤体呈均匀强化,有时还可显示增粗的供血动脉和引流静脉及扩张的硬膜窦。

4)CTA 可明确诊断,能直接显示球形扩张的瘤体、供血动脉、引流静脉及硬脑膜窦(图 3-12)。

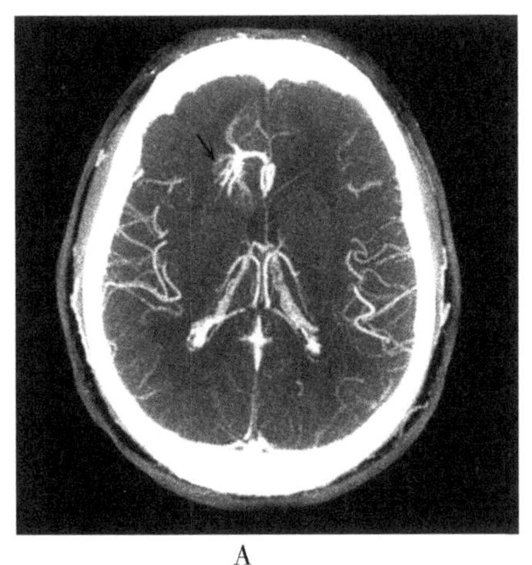
A

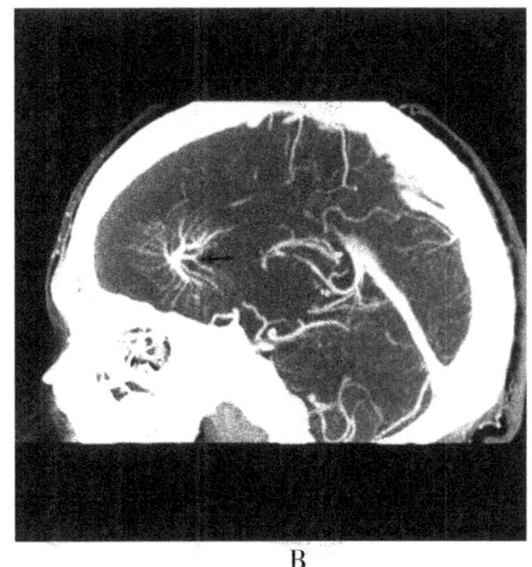
B

图 3-11 静脉性血管瘤

A.B.轴位及矢状位 MIP 显示右额叶内深部髓质多数扩张并呈放射状排列的髓质静脉,呈“水母头征”(↑)

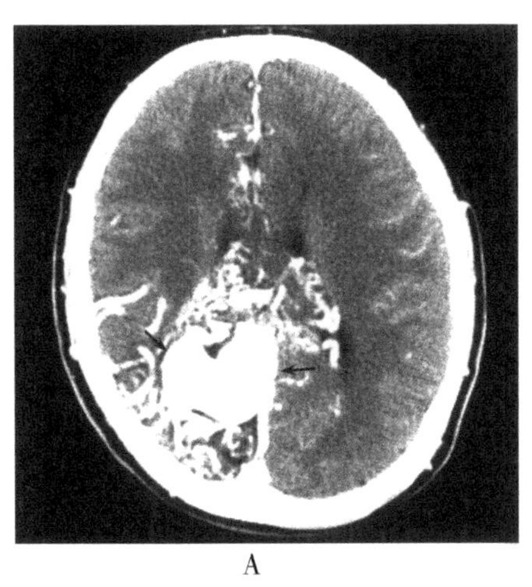
A

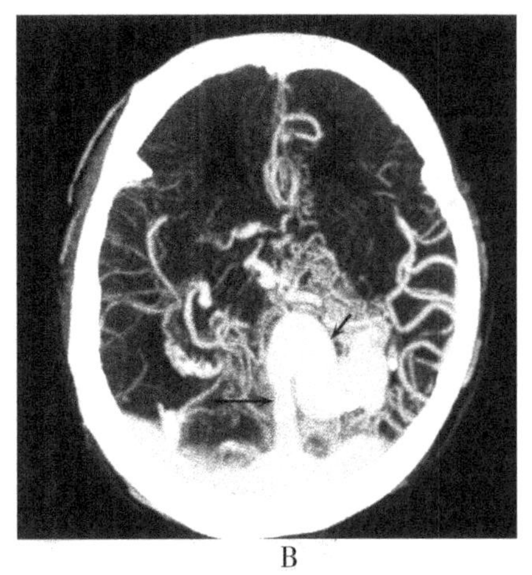
B

图 3-12 大脑大静脉畸形(AVM 型)

A.B.轴位及 MIP 显示病灶均匀强化,并可见扩张的瘤体(↑)和增粗的供血动脉、引流静脉及直窦(长↑)

海绵状血管瘤

海绵状血管瘤是先天性颅内血管畸形的一种。其发生率约占颅内血管畸形的 4.7%,仅次于动静脉畸形。好发于 40~50 岁的成人,儿童亦可发病,男女之比为 1∶5。可发生于脑内或脑外,常见于大脑半球各叶,脑外者以颅底多见。病变主要是由不规则、大小不等的薄壁海绵状血窦组成,其间有增生的胶质组织,没有正常神经组织,可反复少量出血,常有不同程度钙化和含铁血黄素沉着。CT 是目前诊断颅内海绵状血管瘤较好的检查方法之一。

【诊断要点】

1.头痛、眼球运动障碍、视力减退及眼球突出。

2.可见肥胖、闭经、泌乳或多饮多尿等下丘脑和垂体损害表现。

3.部分患者有癫痫发作、高颅压症状、自发性脑内出血。

4.X线平片:位于颅底的病灶有时可见骨质吸收或增生改变,部分脑内病灶可见钙化。

5.脑血管造影:显示率较低,静脉相晚期有密集的静脉池和局部病灶染色是此病的两大特征。

6.MRI检查:在常规自旋回波像上 T_1WI 及 T_2WI 显示为边界清楚的混杂信号,在 T_2WI 周围有完整的低信号含铁血黄素环,使病变呈爆米花状,具有特征性(图3-13D,图3-13E)。病灶在梯度回波像中常为多发低信号灶。

【CT表现】

1.CT平扫表现为圆形或类圆形高密度或稍高密度病灶,边界清楚,病灶内密度多数不均匀,常伴有明显钙化,呈斑点或斑块状,有的甚至可形成所谓"脑石"(图3-13A)。

2.脑内病灶好发于大脑半球各叶,尤其是外侧裂区、皮层下区及基底节区等;脑外者以颅底部多见。

3.无明显占位效应,病灶周围一般无水肿(图3-13)。

4.海绵状血管瘤合并出血时,病灶可在短时间内增大,出现占位效应和灶周水肿。若破入蛛网膜下隙则可造成蛛网膜下隙出血。

5.增强扫描病灶常出现不同程度的强化,钙化区及血栓形成区不强化(图3-13B)。

6.CTA显示病灶与脑内血管及分支之间无关,仅见相应血管的受压移位(图3-13C)。

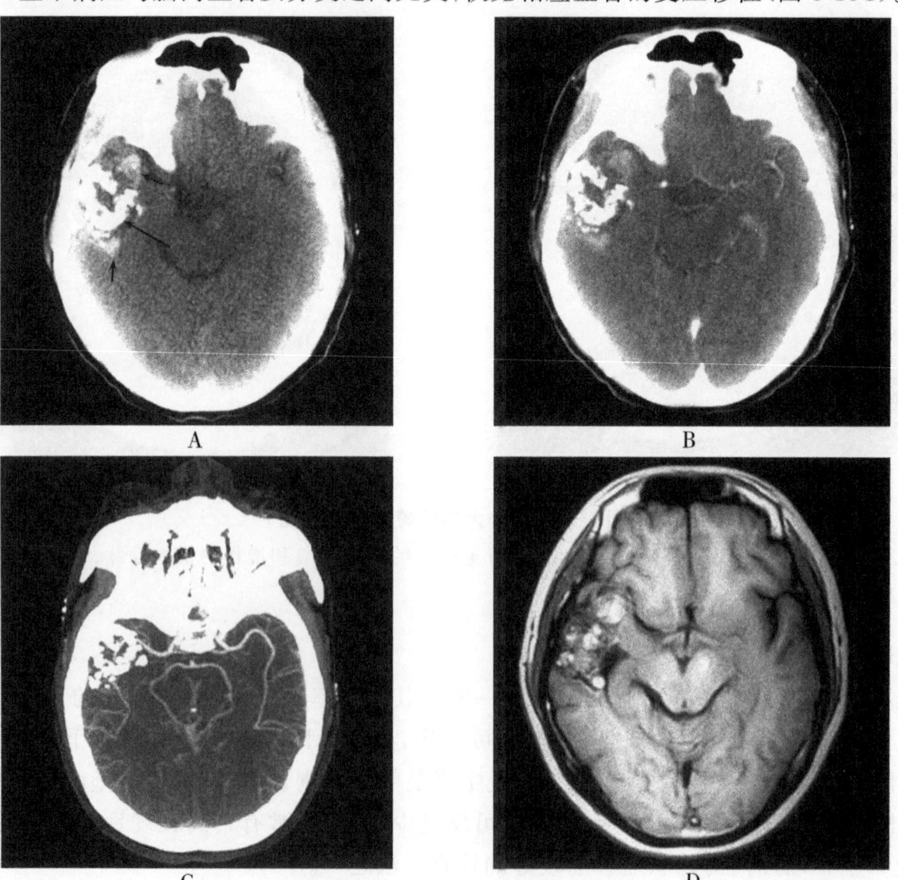

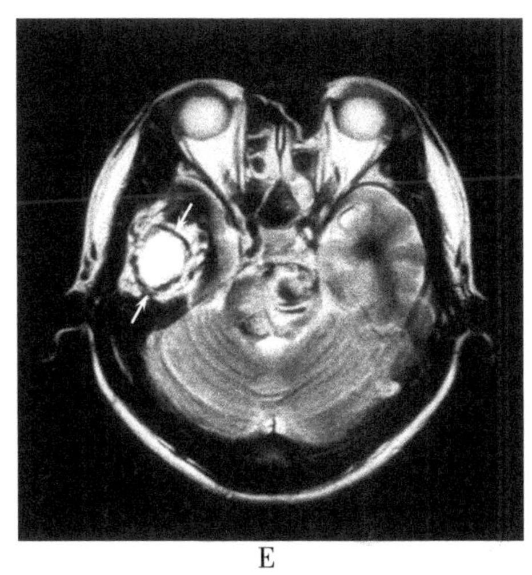

图 3-13　海绵状血管瘤

A.CT 平扫右颞叶多发斑块状高密度病灶(↑),其内见明显钙化灶(长↑),病灶占位征象不明显,灶周无明显水肿;B.增强扫描后病灶无明显强化,范围稍显扩大;C.MIP 轴位显示病灶与脑内动脉无明显关系;D.T_1WI 见右颞叶混杂信号;E.T_2WI 示病灶呈高信号,灶周可见环状低信号影(↑)及片状极低信号提示含铁血黄素沉着

7.鉴别诊断:

1)脑膜瘤:脑膜瘤广基与颅板、大脑镰或天幕密切相连,局部骨质受压变薄或增生改变,增强大多呈均匀强化。

2)毛细血管扩张症:CT 扫描多无异常发现,少数病灶为略高密度,可有钙化和轻度强化,无出血时无占位效应,不具特征性。

(三)烟雾病

烟雾病又称为脑底异常血管网症、脑底动脉环闭塞症。是以颈内动脉虹吸段至大脑前、中动脉近端狭窄或闭塞,同时伴有广泛侧支循环形成,导致脑底出现异常毛细血管网为特征的脑血管病。发病年龄呈双峰样,第一高峰和第二高峰分别是 10 岁以下和 40～50 岁,在我国男女发病之比是 1.6∶1,而在日本则是 1∶16。

【诊断要点】

1.临床表现有脑缺血和颅内出血两大类。儿童绝大多数为颈内动脉系统缺血性改变,而成人多数表现为颅内出血。

2.儿童患者主要为脑缺血症状,可引起多发性脑梗死且反复发作。表现有发作性肢体瘫痪、偏瘫、半身感觉障碍、精神障碍、痉挛发作等。

3.成人患者主要为脑出血症状,可引起蛛网膜下隙出血或脑室积血、脑内血肿。表现有头痛、呕吐、偏瘫、意识障碍等。

4.MRI 检查:双侧大脑中动脉主干的“流空现象”变弱或消失,有时两侧基底节区可见网状低信号或无信号区。多发性梗死灶和缺血灶在 T_1WI 为低信号,在 T_2WI 为高信号;出血灶信号变化与脑出血信号变化相同。

5.DSA、CTA 及 MRA 检查:是确诊烟雾病的主要检查方法,可以显示狭窄或闭塞的动脉及异常扩张的血管网。

【CT 表现】

1.CT 平扫：

1)缺血性脑梗死：

(1)以幼儿型多见。

(2)常表现为双侧、多发低密度区(图 3-14)，并以反复发作为特征。

(3)多见于额叶、顶叶及颞叶皮质或皮质下区(图 3-14)，很少见于基底节区，不发生于小脑和脑干。

2)脑萎缩：多为双侧性，多叶受累，以额叶为主。主要表现为脑沟增宽，侧裂池增大(图 3-14)，纵裂增宽，双侧侧脑室及第三脑室扩大。

3)颅内出血：以成人型为主，可表现为蛛网膜下隙出血、脑室积血和脑内血肿，以蛛网膜下隙出血多见。

2.增强扫描：

1)多数低密度病灶为陈旧性梗死灶、软化灶，增强后大多无明显强化。

2)注射对比剂后连续扫描，有时可见到两侧大脑中动脉粗细明显不对称，或者大脑前、中动脉近端充盈不良，甚至不显影。

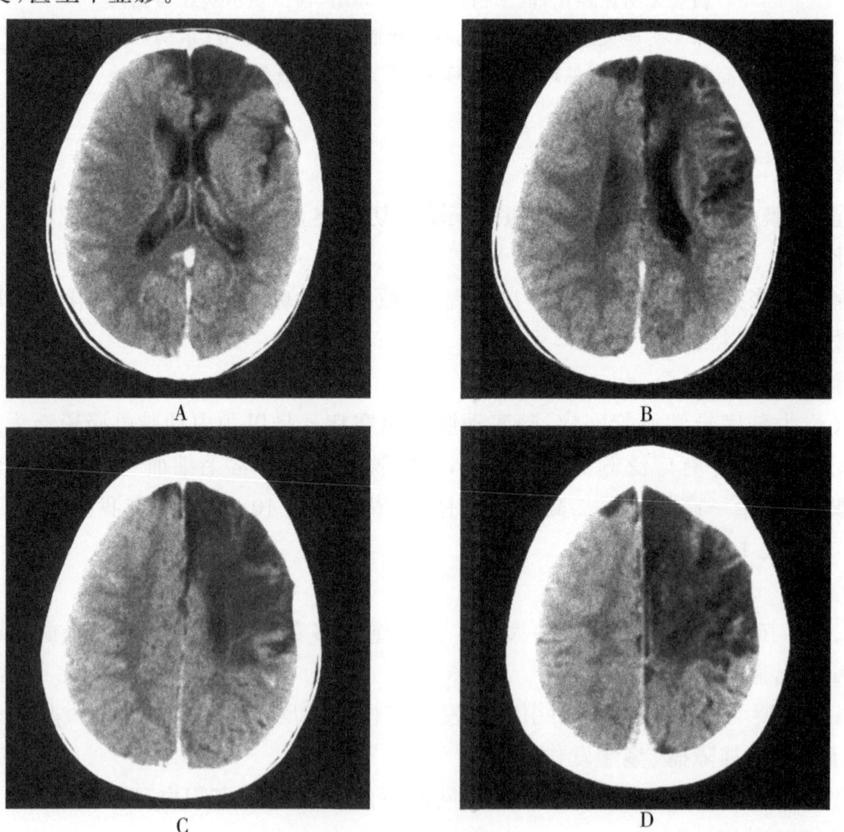

图 3-14　烟雾病

A～D.左额顶叶、右额叶皮质及皮质下区见多发片状低密度区，边界清晰，左侧外侧裂及局部脑沟明显增宽，两侧脑室扩大，以左侧为著

3)增强扫描可以较好地显示基底池及基底节区的侧支循环网，大多表现为不规则的扭曲成团

的血管网或斑片状血管强化影，可在一定程度上显示病变大血管情况和侧支循环情况（图 3-15）。

3.CTA 具有特征性表现（图 3-15B）：

1）颈内动脉末端及大脑中动脉和大脑前动脉起始段的狭窄或闭塞。

2）颅底可见闭塞处附近的异常血管网。

3）双侧受累多见，其程度可不一致，亦可单侧受累。

4）主要以椎-基底动脉系统广泛代偿供血，对侧颈内动脉或同侧颈外动脉亦可侧支供血。

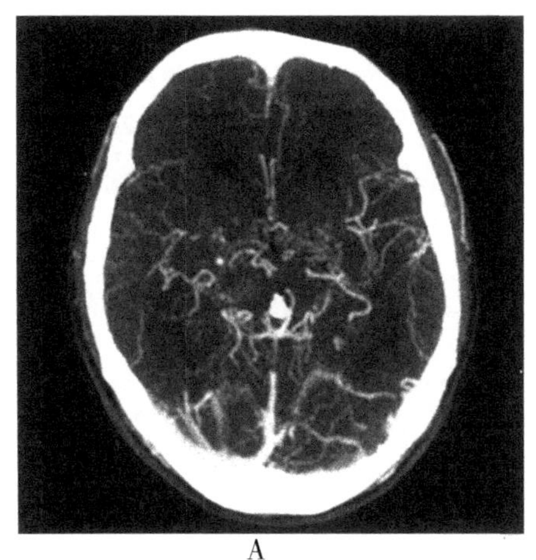

A

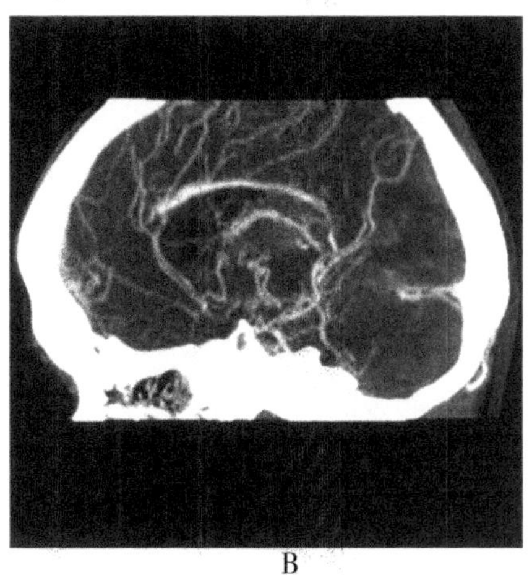

B

图 3-15　烟雾病

A.B.横断面及矢状面 MIP 像显示两侧基底节、丘脑可见新生血管影，呈迂曲改变，大脑前、中以及大脑后动脉主干变细，矢状面显示大脑前动脉及大脑后动脉变细，血管增多

（四）颈动脉海绵窦瘘

颈动脉海绵窦瘘是指海绵窦段的颈动脉或其分支破裂，与海绵窦之间形成动静脉的异常沟通所引起的一组神经眼科综合征。本病 75%以上由外伤引起，以 30 岁左右的男性多见。其余为自发性或先天性，自发性者以女性多见，约 25%见于孕妇；先天性者是由于先天性的动静脉交通或血管壁先天性薄弱破裂所致。颈动脉海绵窦瘘的原发部位多为单侧，仅极少数为双侧，其眼部征象多出现在患侧。

【诊断要点】

1.眼球表面的血管扩张和红眼，扩张的血管以角膜为中心向四周呈放射状。

2.眼球突出且伴有与心跳同步的搏动，可出现眼睑肿胀，严重者眼睑闭合不全。

3.额部或眶部可听到血管杂音，压迫患侧颈动脉时杂音消失。

4.超声检查：B 超可见眼上静脉扩张、搏动，眶内软组织肿胀。CDFI 显示眼上静脉反流和动脉化的血流。

5.MRI 或磁共振血管造影（MRA）：MRI 检查可显示扩张的眼上静脉，MRA 检查还可以显示瘘口的位置。

6.颈动脉造影：可显示颈动脉破裂的位置、瘘口的大小、血流量以及脑循环的代偿情况，其诊断价值最高，因此列为此病的术前常规检查。

【CT 表现】

1.CT 平扫：多为眼上静脉扩张和海绵窦的扩大，有时可同时合并眼下静脉增粗。

2.增强扫描：更清楚地显示扩张的眼上静脉和海绵窦（图 3-16）。

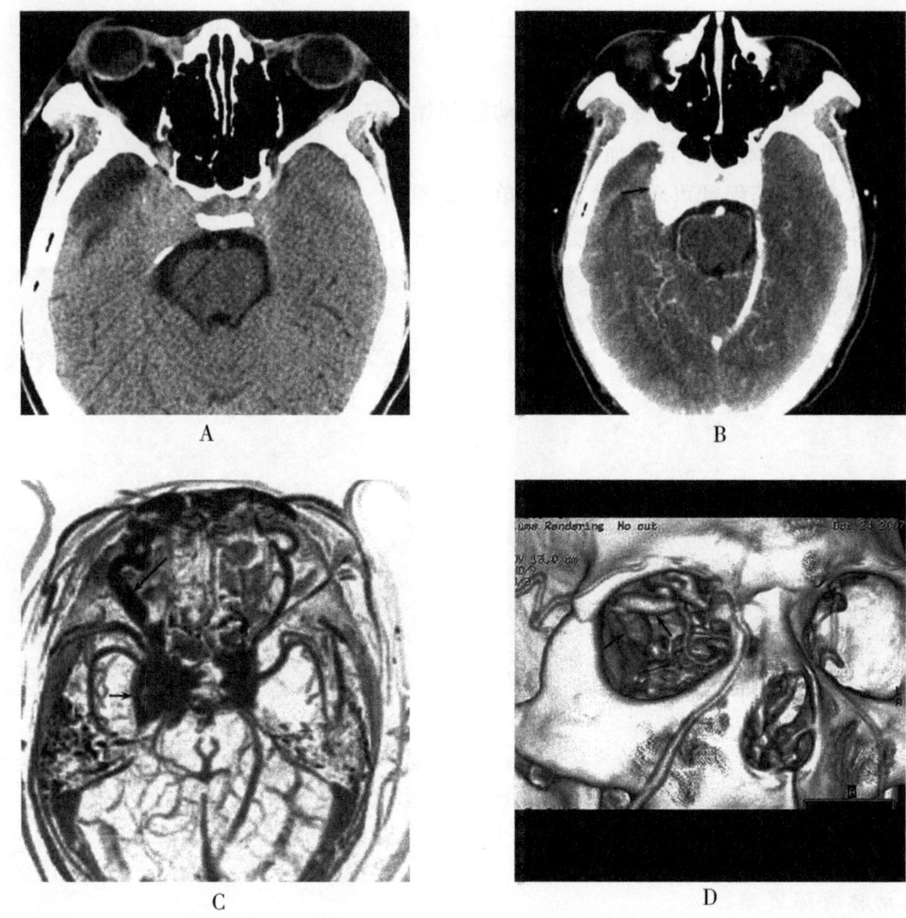

图 3-16　颈动脉海绵窦瘘

A.CT 平扫见右侧海绵窦增大，密度增高，同侧颞叶底部可见低密度软化灶；B.增强扫描右侧海绵窦强化明显，范围增大(↑)；C.MIP 像显示右侧海绵窦强化范围增大(↑)，同侧眼静脉早显并迂曲增粗(长↑)；D.VR 像显示右侧眼上静脉明显增粗迂曲(↑)

3.眼外肌充血增粗和眼球突出。

(五)静脉窦和脑静脉闭塞

静脉窦和脑静脉闭塞多由血栓形成所致，常继发于面部或全身感染、严重脱水、脑外伤、产褥期、脑肿瘤侵犯及血液病等，常引起脑静脉回流障碍，所属引流区发生脑水肿、脑梗死和脑出血。

【诊断要点】

1.临床表现常不具特征性，可有头痛、呕吐、视乳头水肿等颅高压征象。

2.严重者出现抽搐、昏迷和偏瘫。

3.海绵窦闭塞时则表现为眼睑下垂、眼球突出、结膜充血和眼外肌麻痹。

4.腰椎穿刺：脑脊液压力多增高，脑脊液呈炎性反应，其内白细胞和蛋白增高。

5.颈动脉造影：可直接显示静脉窦和/或脑静脉闭塞的位置和范围，但无法显示血管外病变。

6.MRI 检查：可直接显示静脉窦闭塞和血栓影，并可了解血管外脑组织改变。

【CT 表现】

1.CT 平扫见闭塞的静脉窦和/或脑静脉呈条带状高密度，称为“带征”的特征性表现。

2.常在枕叶和顶叶见双侧或单侧低密度水肿和梗死区，严重者出现普遍性脑水肿表现(图 3-17A)。

3.增强扫描见闭塞静脉窦周围出现强化，而窦内血栓不强化，称为"空三角征"(即"δ征")，具有特征性(图 3-17A，图 3-17B)。

4.CTA 可直接显示静脉窦和脑静脉闭塞的位置和范围及侧支静脉循环通路(图 3-17C，图 3-17D)。

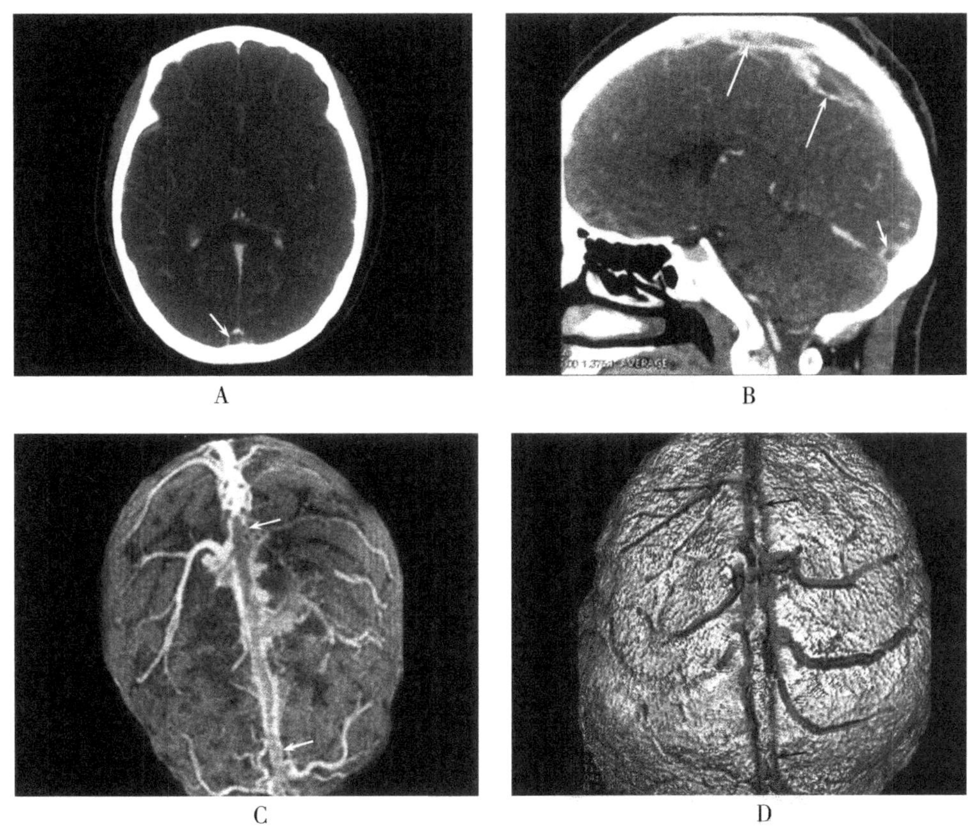

图 3-17　静脉窦闭塞

A.脑室系统显示狭小，脑沟裂近乎消失，呈普遍性脑水肿表现，窦汇处呈典型"空三角征"(↑)B.矢状位 MPR 像显示窦汇处"空三角征"(↑)和上矢状窦内低密度不规则血栓(长↑)C.D.脑表面积分法清楚显示上矢状窦内血栓的位置和范围(↑)

二、大血管病变

(一)主动脉瘤

真性动脉瘤

真性动脉瘤为主动脉血管管腔扩大，超出正常管腔直径的 1.5 倍以上。可发生在主动脉的任何部位，是主动脉壁的延续，瘤壁为三层结构。该病病因多为动脉粥样硬化、感染(真菌性动脉瘤)、中膜囊性坏死等，而某些特殊类型胸主动脉瘤的病因与特定部位有关，例如环形主动脉扩张和梅毒常常累及升主动脉，而粥样硬化性动脉瘤常常累及胸主动脉降部。

动脉粥样硬化性主动脉瘤多见于男性老年人，最严重的并发症是动脉瘤破裂。动脉中层囊性坏死性动脉瘤发病年龄较轻，常见于 40 岁以下。动脉瘤可根据病因、形态学和解剖部位进行分类。通常按动脉瘤形态将其分为三种类型：①囊状动脉瘤：动脉瘤由主动脉一侧壁膨凸而形成，形态上可明显分出瘤体和瘤颈，动脉瘤只有一个瘤颈。②梭形动脉瘤：动脉瘤是由主动脉周壁膨凸而形成，其长轴与所发生的主动脉相一致，动脉瘤的出口与入口分开，为瘤体所在主动脉的远、近端。③梭-囊状动脉瘤：又称混合型动脉瘤，为以上两者的混合存在。

【诊断要点】

1.症状和体征：

1)声嘶和胸、背部疼痛是最常见症状。

2)疼痛呈钻痛或深痛，疼痛加剧提示动脉瘤破裂。低位背痛可为动脉瘤扩大的表现，有时是即将破裂的先兆。

3)部分患者可有呼吸困难、哮喘、咳嗽和咯血。

4)体检可见搏动性肿块，部分患者在行 X 线检查时被偶然发现。

2.动脉瘤可累及多个部位，依次为升主动脉，包括瓦氏窦、主动脉弓、降主动脉和腹主动脉。

3.不同部位的主动脉瘤发生原因不同：

1)升主动脉瘤常以先天性或感染性心内膜炎引起者多见，多累及右窦或无冠状窦的右半部分，瓦氏窦动脉瘤常呈隐匿性，若破入右心，可引起临床症状。

2)主动脉窦瘤多由马方综合征、梅毒及感染性心内膜炎所致。

3)动脉瘤发生的部位离胸主动脉越远，越可能是动脉粥样硬化所致。

4.X 线平片：①纵隔增宽或与主动脉相连的局限性肿块。②瘤壁钙化。③瘤体对周围组织器官的压迫侵蚀而产生相应的 X 线征象。④透视下肿块或纵隔增宽影，有扩张性搏动。

5.DSA 检查：清楚显示动脉瘤的部位、大小、形态及分支血管的受累情况等。

6.MRI 检查：无须对比剂可显示主动脉内腔、管壁及其周围组织结构与血管的关系，三维重建显示动脉瘤的形态、大小、类型、病变的纵行范围、瘤壁、附壁血栓及瘤体与主动脉关系。

【CT 表现】

MSCTA 能准确评价胸主动脉瘤的范围和大小、有无斑块和钙化、主动脉管腔有无狭窄等表现。

1.主动脉管腔局部扩大：胸主动脉直径＞4cm，腹主动脉＞3cm，或大于邻近主动脉管径的 1/3 即可诊断主动脉瘤(图 3-18～图 3-21)。

2.附壁血栓：增强扫描见新月形或环形低密度血栓位于瘤腔的周围(图 3-18B，图 3-19B，图 3-19C)。

3.动脉内膜粥样硬化：呈周围性钙化，钙化灶位于动脉瘤附壁血栓的外周，此征象有助于真性动脉瘤与主动脉夹层的鉴别。

4.动脉瘤破裂：CT 平扫表现为高密度胸膜腔积液和心包积液，增强扫描或 MSCTA 时，表现为瘤腔内对比剂外溢。

5.其他：胸主动脉瘤引起局部占位导致支气管和相邻血管压迫或相邻骨质结构侵蚀等均能清晰显示。

假性动脉瘤

假性动脉瘤是指主动脉壁破裂出血，形成主动脉壁外的血肿，继而血肿机化后为纤维组织包裹而形成瘤壁，而非动脉壁结构。破口可与主动脉腔相通或不通。常见病因为钝性胸外伤和穿透性粥样硬化性溃疡，另可见继发感染或心血管外科局部愈合不良形成。常好发于主动脉弓降部、主动脉导管韧带处及左锁骨下动脉开口附近和升主动脉根部。

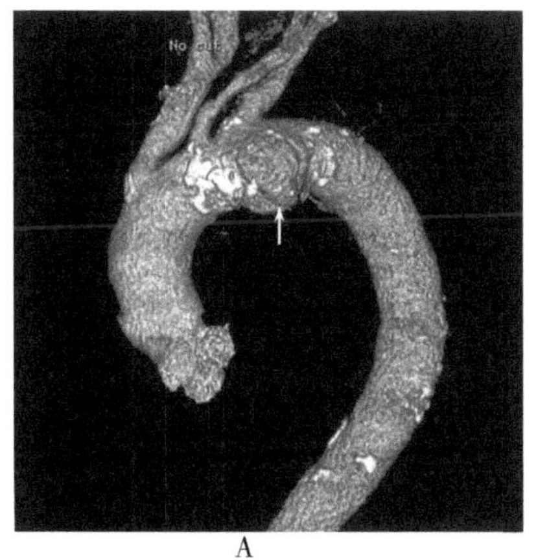

A

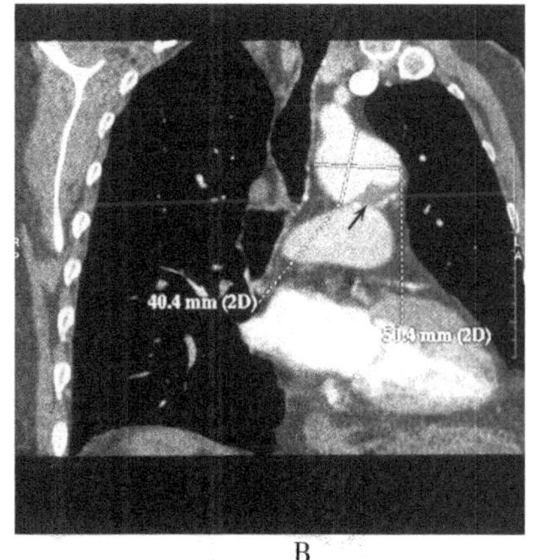

B

图 3-18　主动脉弓动脉瘤

A.主动脉弓左侧动脉壁向外突起(↑),腔明显扩张;B.冠状面 MPR 显示主动脉弓左侧动脉腔扩大,其内可见附壁血栓(↑)及钙化影

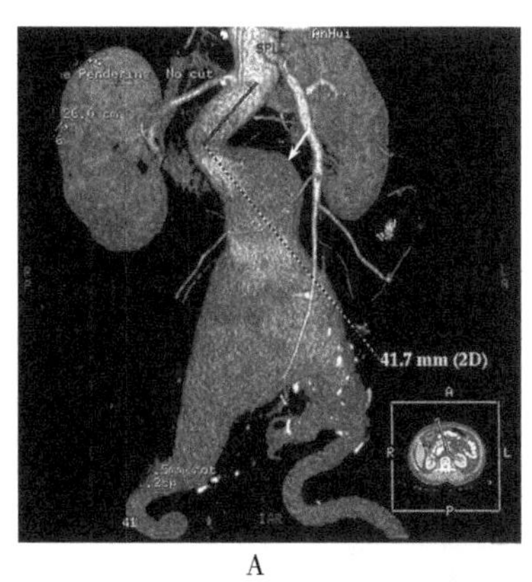

A

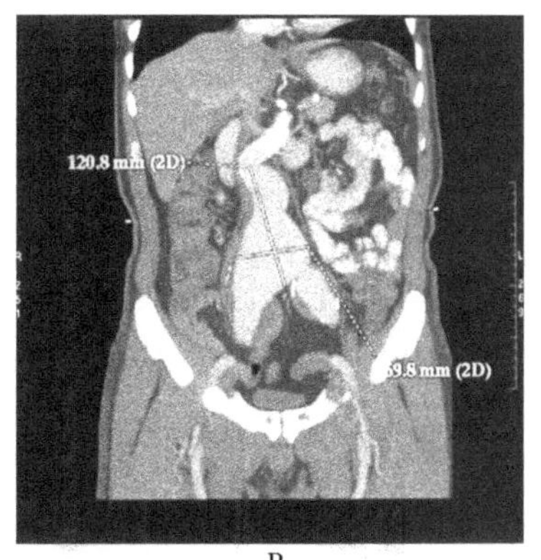

B

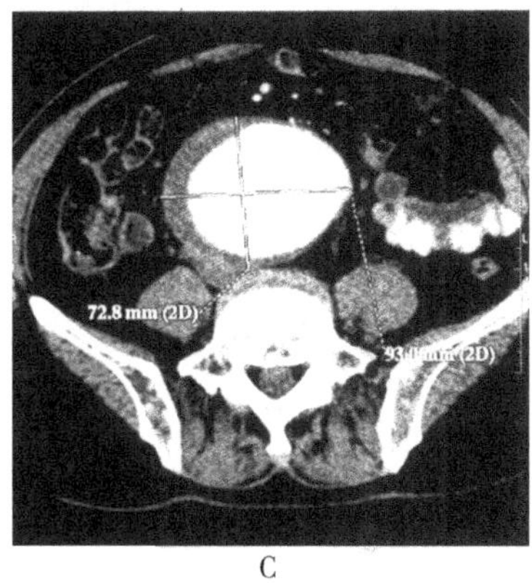

C

图 3-19　腹主动脉动脉瘤

A.冠状面 VR 重组显示腹主动脉腔明显扩张(↑),与近端腹主动脉成角,远侧累及到两侧髂总动脉;B.冠状面 MPR 显示腹主动脉瘤冠状剖面,动脉瘤两侧可见附壁血栓和钙化斑块;C.轴位增强后动脉瘤显示动脉瘤腔明显扩张,为全层结构,右侧可见附壁血栓

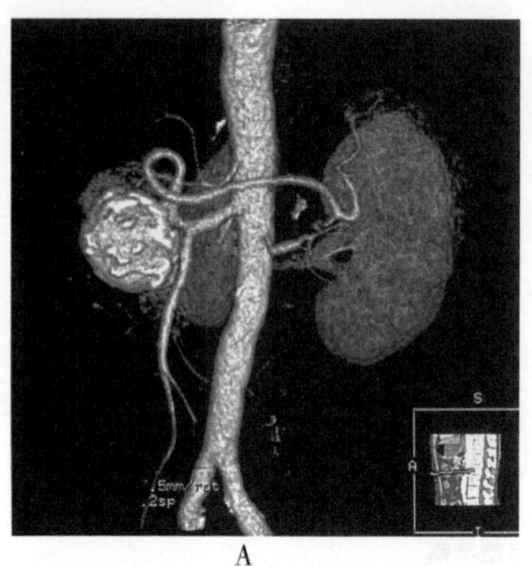
A

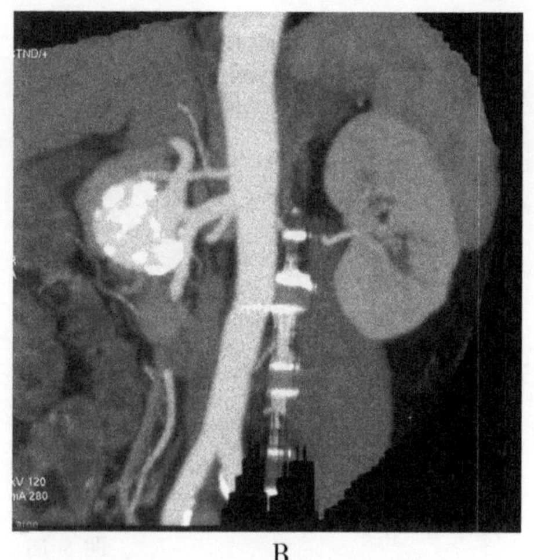
B

图 3-20 腹腔干动脉瘤

A.VR 像腹腔干根部可见类球形占位，瘤壁多发钙化，瘤颈与腹腔干相连；B.MIP 像显示动脉瘤瘤颈与腹腔干相连，瘤壁斑块状钙化

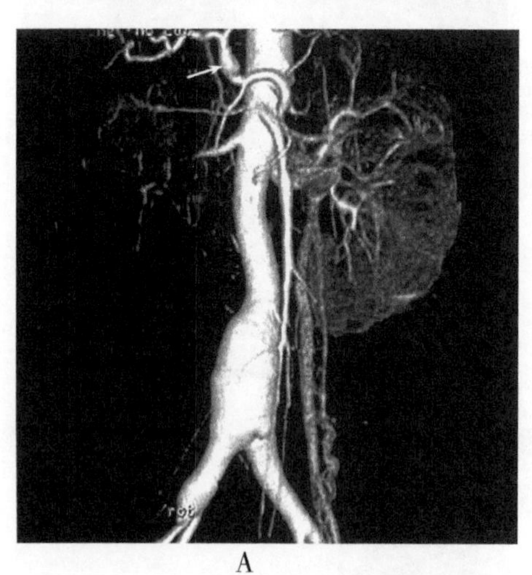
A

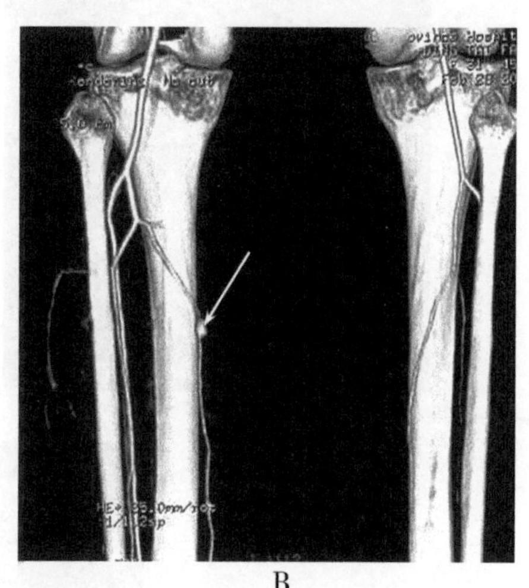
B

图 3-21 多发性动脉瘤

A.B.VR 像显示肝总动脉(↑)、腹主动脉下段至右髂总动脉、左胫后动脉(长↑)多发动脉瘤

【诊断要点】

1.外伤、感染、手术史、长期高血压史等为假性动脉瘤发病诱因。

2.发病时剧烈疼痛，有时在病变部位可触及搏动性包块，可伴有血管杂音和包块。

【CT 表现】

1.CT 平扫见圆形或类圆形肿块与主动脉关系密切，瘤体密度与主动脉相仿。在慢性病例，瘤壁可见弧形钙化，瘤腔内可为斑片状或无定形钙化。

2.增强扫描时，显影的假性动脉瘤腔与主动脉之间有一狭颈相通为其特征性表现，部分病例可显示破口。

3.动态增强后假腔内对比剂充填时间晚于主动脉真腔时间，延迟后假腔内对比剂浓度逐渐升高，其内对比剂的排空速度也比主动脉慢；急性期瘤壁模糊无强化，慢性期瘤壁可强化，其内血栓无强化(图 3-22)。

4.MSCTA 可显示假性动脉瘤瘤腔与主动脉相连,MPR 及 CPR 可显示真腔、假腔的形态、大小以及假腔的瘤颈等(图 3-22,图 3-23)。

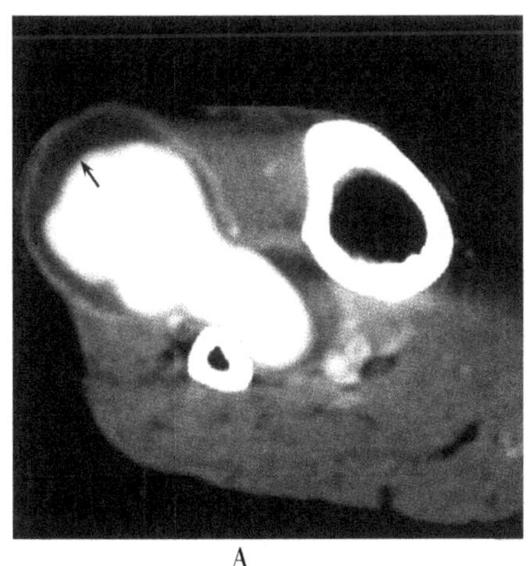

A

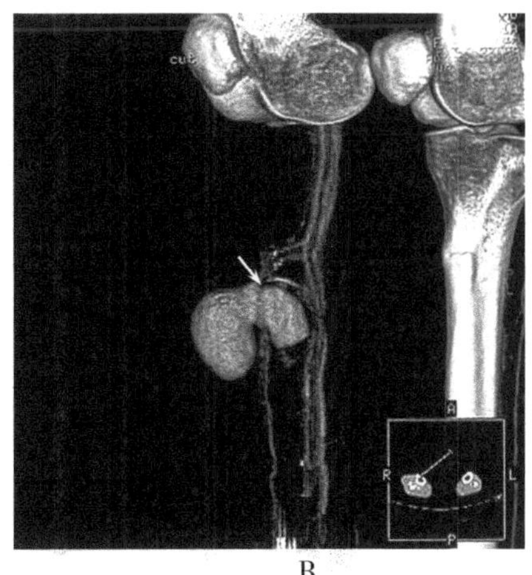

B

图 3-22　右胫前动脉假性动脉瘤

A.增强扫描静脉期轴位显示假腔内对比剂增浓,其内见低密度血栓形成(↑);B.VR 像显示假性动脉瘤与胫前动脉之间的关系(↑)

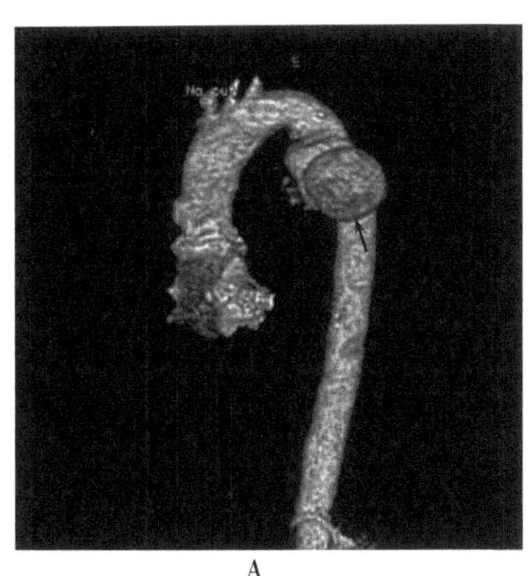

A

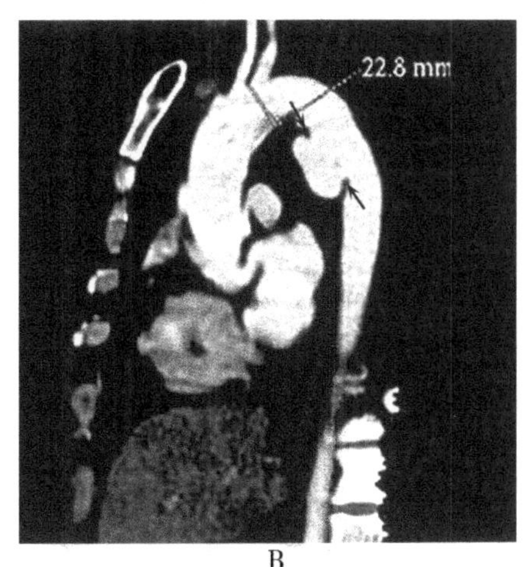

B

图 3-23　降主动脉假性动脉瘤

A.矢状面 VR 像显示降主动脉腔外类圆形突起(↑);B.矢状面 MPR 像显示突出主动脉腔外的瘤体,并可见宽蒂瘤颈(↑)

5.主动脉假性动脉瘤常压迫纵隔内邻近器官。

主动脉夹层

主动脉夹层是指由于各种原因使主动脉内膜撕裂,血液进入主动脉中膜内使得撕裂的主动脉中膜形成管套状结构称为主动脉夹层。90%病例伴发原发性高血压和动脉粥样硬化,40 岁以下患者多见主动脉囊性中层坏死。心血管外科手术、感染性病变(梅毒和细菌性)及非感染性病变亦是致病因素。发病率男性比女性高 2～3 倍。主动脉撕裂后形成真腔和假腔。

升主动脉根部和主动脉峡部为内膜撕裂的常见部位,临床根据内膜撕裂部位和夹层累及的病变程度有两种分类方法：Debakey 和 Stanford 分型。DebakeyⅠ型：破口位于升主动脉，病变累及升、降主动脉和/或腹主动脉（26.2%）；DebakeyⅡ型：病变仅仅累及升主动脉（10.8%）；DebakeyⅢ型：病变累及到左锁骨下动脉远处的胸主动脉降部（63%）。Stanford 夹层分类在于病灶是否累及升主动脉。Stanford A 型：夹层累及升主动脉，伴或不伴降主动脉的受累；Stanford B 型：病灶局限在降主动脉，可超过左锁骨下动脉。大多数 Stanford A 型（DebakeyⅠ、Ⅱ型）需外科治疗，而 Stanford B 型为内科治疗。

不典型的主动脉夹层表现为主动脉壁间血肿（intramural hematoma，IMH），是指主动脉中层内的局限性出血，多为主动脉中膜或外膜滋养血管破裂引起主动脉壁变弱、主动脉夹层假腔的自发性血栓形成，或由于内膜粥样硬化斑块的破裂引起的穿透性粥样硬化性溃疡血液进入主动脉中层，无明显内膜瓣。主动脉壁间血肿十分罕见，它可沿着主动脉壁顺行或逆向伸展，又被称为主动脉夹层不伴内膜撕裂或非交通性主动脉夹层。

【诊断要点】

1.急性主动脉夹层临床上出现极度剧烈的胸、背疼痛，呈撕裂、刀割样，并向颈部及腹部放射。

2.当夹层血肿沿主动脉下行时则疼痛可移向后背。有时随心跳加快疼痛加剧。

3.常常伴有心率增快、呼吸困难、恶心、呕吐、晕厥，肢体血压与脉搏可不对称。

4.严重患者可发生休克、充血性心力衰竭、猝死、脑血管意外和截瘫、肢体无脉搏等。

5.当闻及心底部杂音和急性心包填塞的征象提示主动脉瓣关闭不全合并夹层破入心包。

6.DSA 检查：在真、假腔之间有一线状或带状透亮影，即内膜片。

7.MRI 检查：可分别观察夹层的解剖变化和血流动态，多平面重组可明确显示内膜片、内膜破口和再破口，显示真、假腔及腔内血栓以及分支受累情况，无须对比剂。

8.IMH 多表现为难以控制的疼痛，穿透性粥样硬化性溃疡引起者，胸腔积液增多，较深较宽的溃疡以及降主动脉近段的受累均易导致壁间血肿增大、夹层和破裂。

【CT 表现】

1.受累主动脉管径增粗（正常升主动脉管径＜35mm，降主动脉＜30mm），有时可见心包和胸腔积液等表现。

2.CT 平扫显示主动脉内膜钙化斑块内移，在主动脉迂曲明显时难以判断钙化斑内移，内膜钙化斑距主动脉壁外缘＞5mm 有诊断意义。

3.MSCTA 可清楚显示真假主动脉双腔，真腔常受压变窄和假腔持续扩大，假腔在升主动脉多位于右前方，弓部位于右上方，降部位于左后方。动态增强扫描时间-密度曲线显示假腔对比剂峰值时间滞后（图 3-24，图 3-25，图 3-26）。

4.增强扫描和 MSCTA 诊断主动脉夹层的最具特征性依据是发现将真假腔分开的撕裂的内膜片，表现为真假两腔中间隔以弧形的低密度线状影。由于真腔压力大于假腔，因此内膜片的凹面为真腔（图 3-27）。

5.显示受累的分支血管包括冠状动脉、头臂动脉和肾动脉开口，可位于真腔或假腔内，为手术提供必要的治疗信息；增强扫描还可用于估计主动脉的大小以及终末器官的缺血情况，帮助寻找终末器官缺血的证据。

6.主动脉壁间血肿：

1）新鲜血肿 CT 平扫表现为血管管腔内新月形高密度影，同时伴有内膜钙化斑块内移。

2）增强扫描见动脉壁增厚和管腔周边未强化的血肿。

3）穿透性粥样硬化性溃疡可伴局限性主动脉壁内血肿（图 3-28），粥样硬化斑块内侧缘常显示较为毛糙，而主动脉壁间血肿在增强的主动脉腔内呈光滑的边缘。

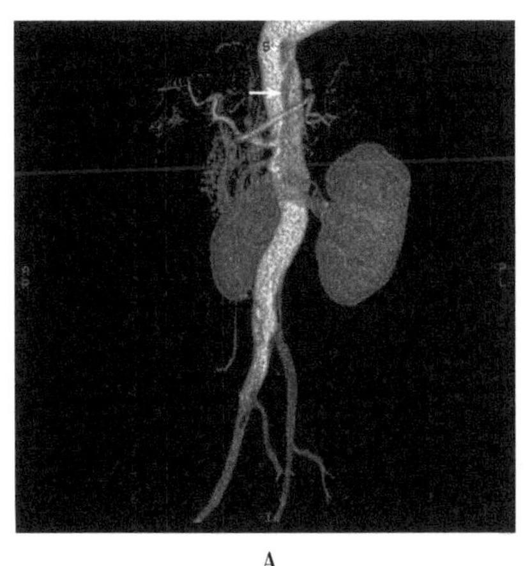

A

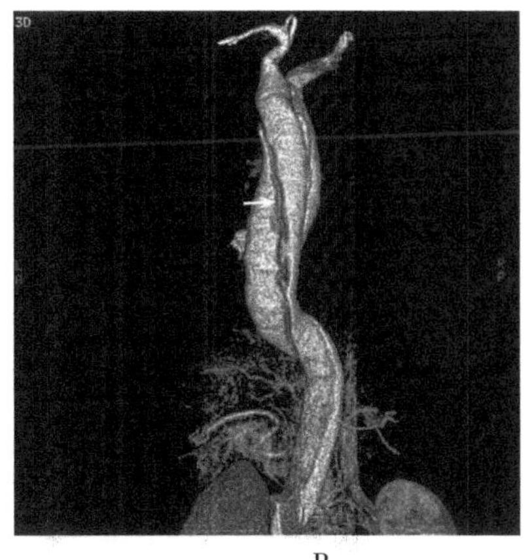

B

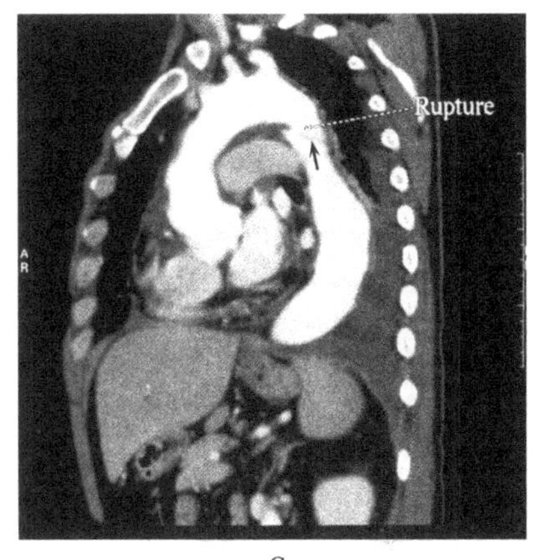

C

图 3-24　主动脉夹层

A.B.VR 冠状面显示降主动脉至右髂总动脉夹层，可见真假腔，真腔对比剂密度高，假腔对比剂密度低，撕裂的内膜片呈螺旋状改变（↑）；C.MPR 矢状面显示降主动脉夹层破裂口（↑）

7.鉴别诊断：

1)撕裂内膜片与伪影鉴别：后者 CT 上表现为较粗的直线形结构，在不同的 CT 扫描层面上方向不同，内膜片为一层薄而略为弯曲的线状结构，而伪影常伸展超出主动脉边缘。

2)充满血栓的假腔与动脉瘤内血栓鉴别：主要鉴别为夹层表现为内膜钙化斑内移或残留的管腔狭窄或变形存在，动脉粥样硬化性动脉瘤的主动脉管腔扩大伴周围性钙化。

3)主动脉壁内血肿与主动脉夹层伴假腔内血栓的鉴别：两者鉴别有一定的困难，但前者表现为一长段光滑的新月形或同心圆形主动脉管壁增厚，不伴管腔受压变形；后者为一长段新月形主动脉管壁增厚，伴主动脉管腔受压变形。

（二）大血管狭窄和闭塞病变

大动脉炎

多发性大动脉炎（Takayasu artreitis）为主动脉及其分支的慢性、多发性非特异性炎症，又称无脉症、主动脉弓综合征、闭塞性增生性主动脉炎等。是一种多发于年轻女性的慢性硬化性全层动脉炎,并以受累血管全层显著的纤维化或中层致密的炎性细胞浸润为特征。

【诊断要点】

1.临床分为5种类型:头臂动脉型、胸腹主动脉型、肾动脉型、合并肺动脉受累型以及合并主动脉瓣受累型。

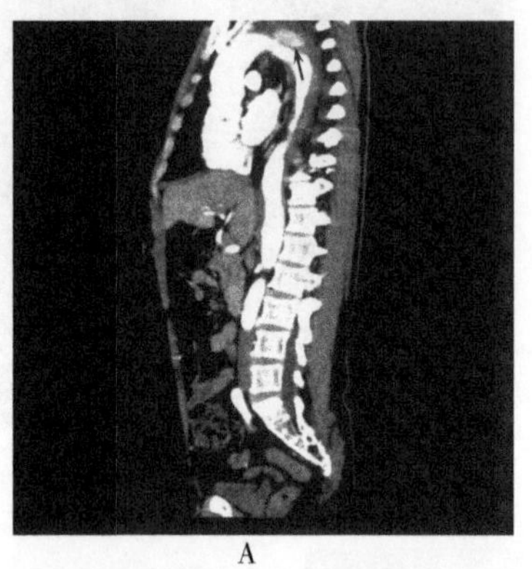

A

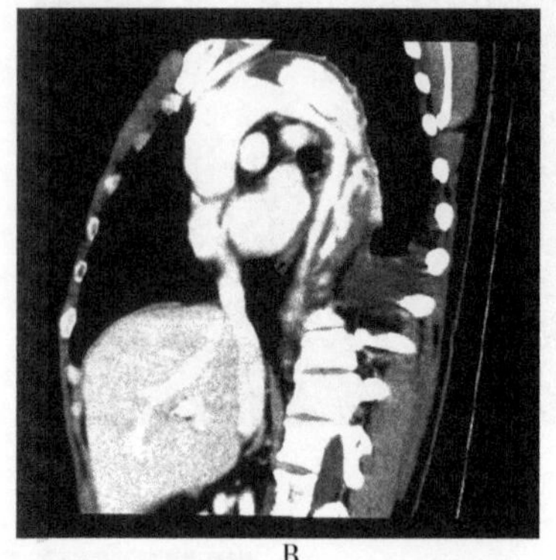

B

图 3-25 主动脉夹层

A.动脉期显示真腔对比剂密度高,假腔内位于破裂口处对比剂密度较淡(↑),远段假腔内未见对比剂;B.延迟扫描可见假腔内对比剂密度增加、范围增加,破裂口显示更清

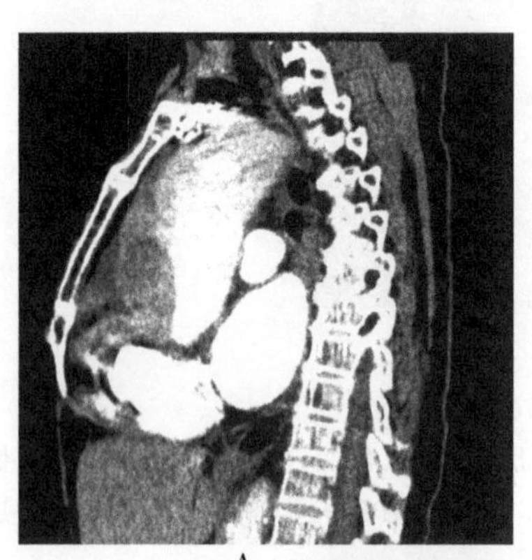

A

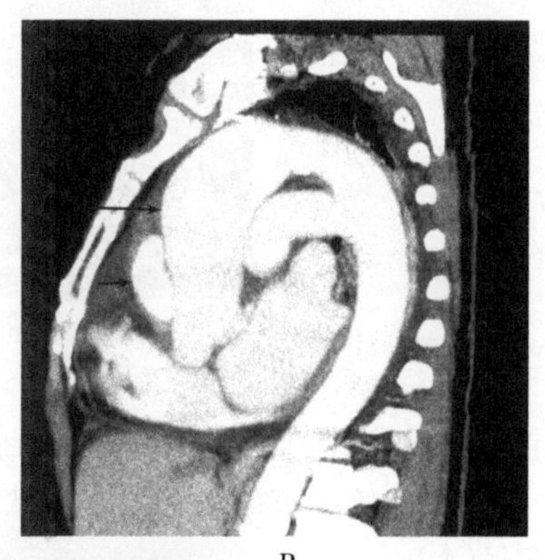

B

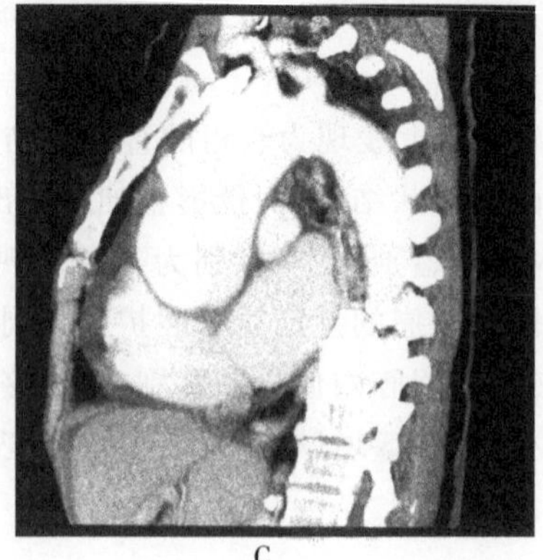

C

图 3-26 升主动脉夹层

A.真腔内对比剂显影,假腔内未见对比剂;B.C.增强后稍延迟扫描显示假腔内对比剂密度(↑)明显高于真腔内(长↑),撕裂内膜片呈低密度

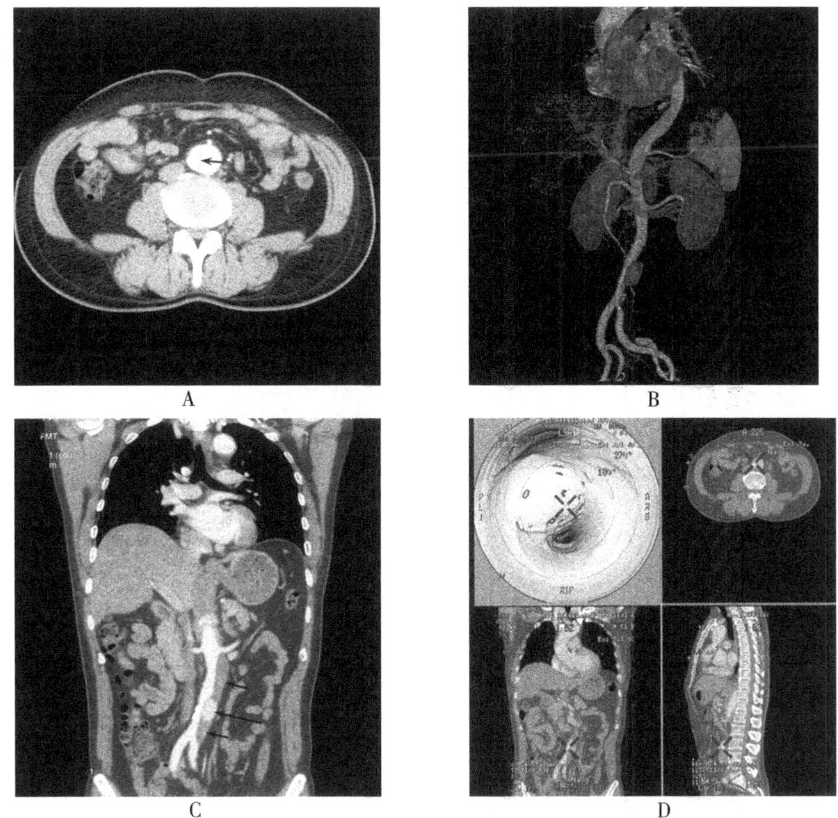

图 3-27　主动脉夹层

A.增强扫描轴位像见腹主动脉内高浓度对比剂充填，线样内膜片（↑）将其内腔分隔为真假两腔；B.VR 像示主动脉全程有数个类似假性动脉瘤的假腔形成，管腔节段性不规则狭窄；C.MPR 冠状面示主动脉夹层假腔内见长范围血栓形成（↑），部分假腔内仍可见高浓度对比剂进入（长↑）；D.VE 见腹主动脉撕裂的内膜破口、真假两腔及内膜片三者间的关系

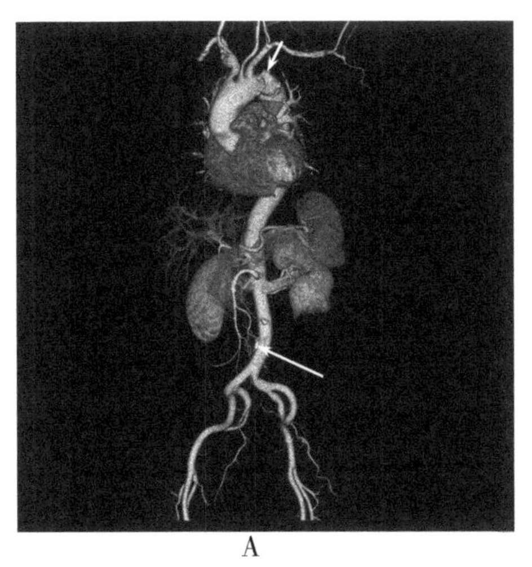

A

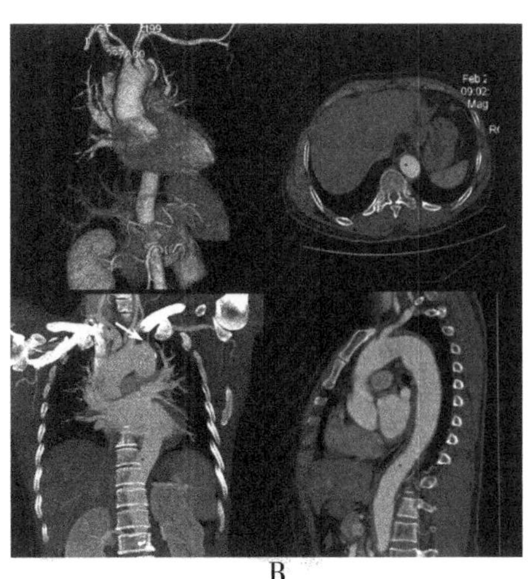

B

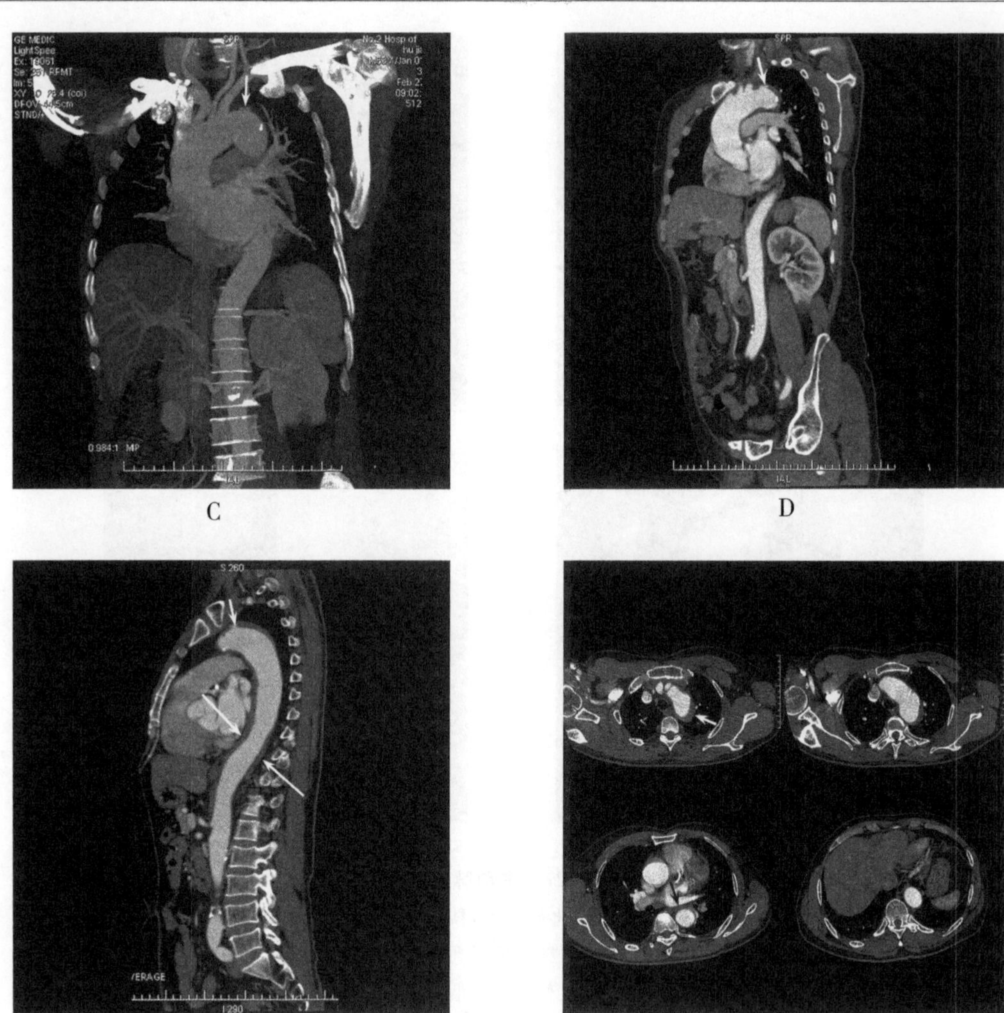

图 3-28　主动脉壁间血肿

A.B.VR 像清楚显示主动脉弓凸侧动脉粥样硬化性溃疡(↑),有高浓度对比剂进入,腹主动脉壁混合性斑块形成(长↑);C.MIP 冠状位像清楚显示主动脉弓凸侧三大分支及动脉粥样硬化性溃疡(↑);D.E.斜矢状位 MPR 显示主动脉弓凸侧动脉粥样硬化性溃疡(↑)及整个胸主动脉壁环形增厚(长↑),强化的管腔周边见未强化的血肿,没有内膜片及内膜破口;F.轴位像显示主动脉弓及胸主动脉管腔周围未强化的低密度血肿(↑),腹主动脉管壁未见环形增厚,显示正常

2.年轻女性患者既往有低热、乏力以及关节酸痛的病史。

3.受累肢体发凉无脉,受累血管区可闻及血管杂音。

4.一侧或双侧上肢无力,肱动脉和桡动脉搏动减弱或消失,上肢血压明显降低或测不出,而下肢血压或动脉搏动正常;一侧或双侧颈动脉搏动减弱或消失,伴一时性失语、晕厥,且在颈动脉部位闻及血管杂音;股动脉及远侧的动脉搏动减弱或消失,上腹部闻及血管杂音。

5.实验室检查:血沉增快,C 反应蛋白阳性,血清 γ-球蛋白增加。

6.X 线平片:降主动脉边缘不整齐、内收,累及肺动脉者肺内纹理稀少,有时可见肺梗死遗留条索影,病变常累及左上肺。

7.DSA 检查:受累的动脉血管管腔有不同程度的狭窄以及完全闭塞,间或可见局部血管的扩张，同时可见侧支循环的形成，管腔狭窄呈向心性，范围广泛，管腔闭塞是逐渐变细直至最后完全闭塞。

【CT 表现】

1.早期或活动期：受累主动脉壁较均匀规则增厚，在密度上呈内低外高的“双环征”，病变侵犯方式呈连续性而非跳跃式。

2.主动脉及其分支管腔呈不同程度的狭窄以至闭塞，有时可见局部血管扩张。增强后显示的真正血管腔内径为高密度圆形影，位于增厚的血管壁中央。静止期时，增厚的管壁不强化。

3.3/4 以上病例累及肾动脉，表现为肾动脉开口及近段管壁不规则，管腔狭窄。

4.肺动脉受侵呈枯树枝样改变。

5.CTA 可准确显示受累血管不同程度的狭窄和闭塞。CPR 及 MPR 可显示并测量血管壁增厚的厚度，VR 及 MIP 可显示狭窄或闭塞的血管外观的三维解剖关系（图 3-29）。

6.鉴别诊断：

1)动脉粥样硬化：表现为边缘不规则的狭窄，可见斑块或斑块溃疡征象，患者多在 50 岁以上。

2)纤维肌性结构不良：累及的血管多为两侧的肾动脉，血管的狭窄呈特征性的串珠样改变。

3)血栓闭塞性脉管炎：以四肢中、小动脉为主，很少累及大血管及主要分支。

4)先天性主动脉狭窄：病变部位特征性强，多位于锁骨下动脉开口远端的主动脉峡部。

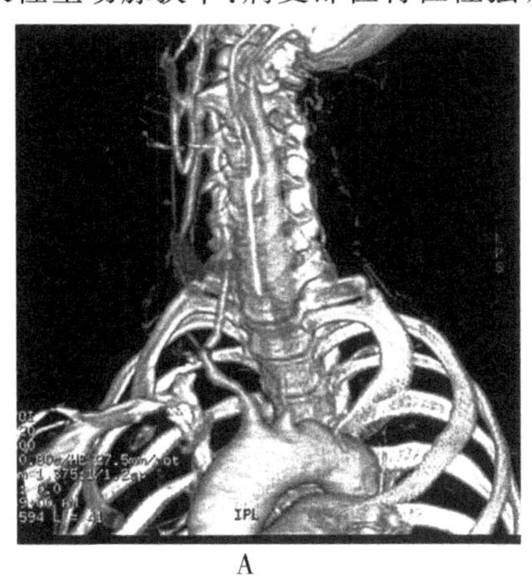

A

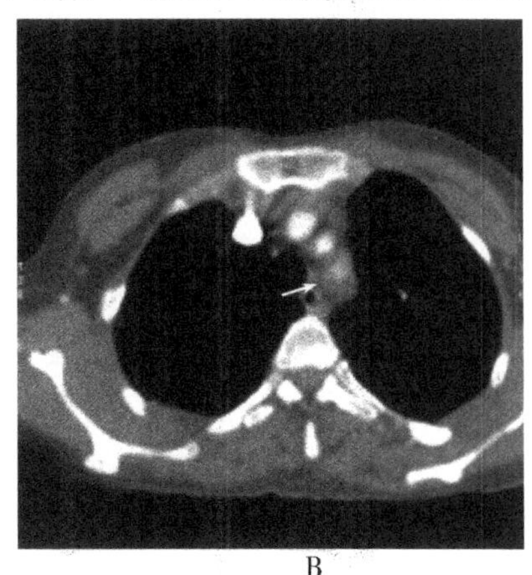

B

图 3-29　多发性大动脉炎

A.左锁骨下动脉及左颈总动脉管腔狭窄、闭塞；B.横断面显示血管壁呈环形增厚（↑）致管腔狭窄

动脉粥样硬化

动脉粥样硬化是多种血管病变的早期病理改变，包括光滑的内膜斑块、溃疡性斑块、钙化性斑块、附壁血栓、血管狭窄、动脉瘤等病变。钙化性斑块相对稳定，未钙化或溃疡性斑块不稳定，易破裂出血。

【诊断要点】

1.动脉粥样硬化累及脑动脉、椎动脉和颈总动脉，导致脑出血和脑梗死等。

2.病变累及冠状动脉：出现心绞痛和心肌梗死等。

3.病变累及肾动脉：导致肾性高血压和肾功能不全等。

4.DSA 检查：能直接观察管腔形态学的改变。

5.MRI 检查：能区分粥样硬化斑块的不同成分，有助于斑块分型和监测斑块的进展。

【CT 表现】

1.CT 平扫显示主动脉血管迂曲,管壁呈斑块状及斑点状高密度钙化影。

2.增强扫描可显示低密度斑块。

3.MSCTA 可清楚显示管腔的狭窄和闭塞,并可对斑块进行定性评价。斑块通常表现为主动脉壁内的低密度灶,在主动脉内膜钙化腔的一侧。钙化性斑块很容易显示,还可发现溃疡性斑块(图 3-30)。

4.MPR 显示血管壁粗糙不平,壁增厚,密度减低。

5.虚拟内镜显示内壁凹凸不平,若钙化可见高密度。

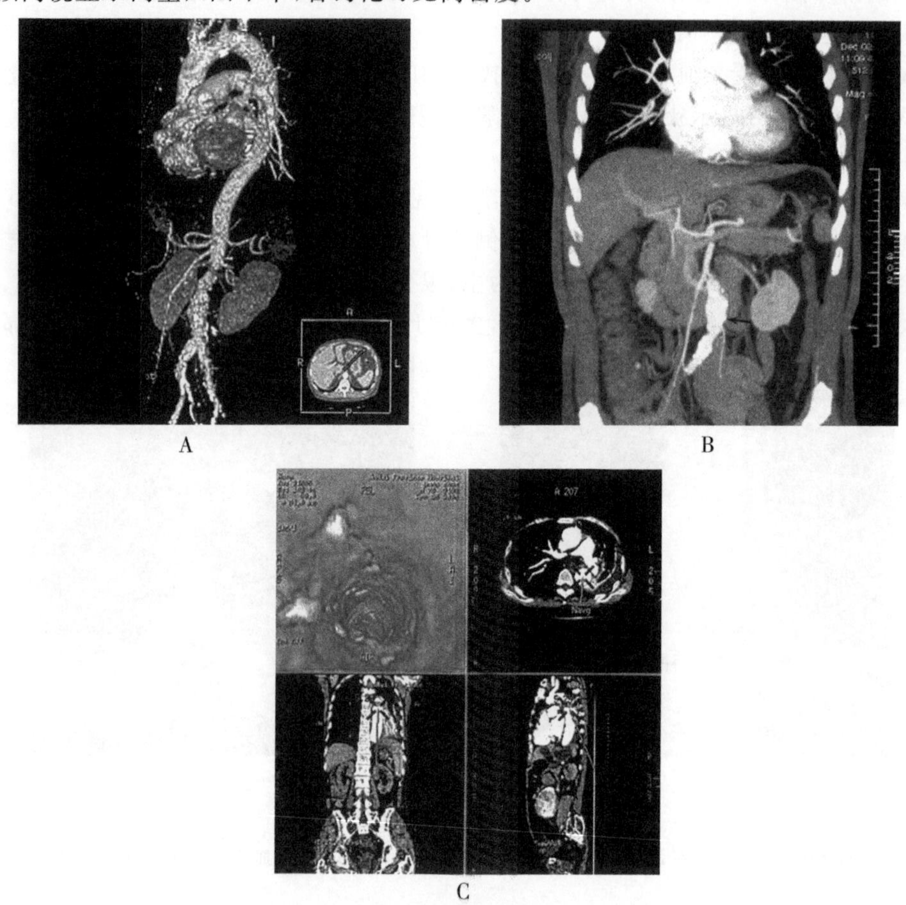

图 3-30 主动脉粥样硬化

A.VR 冠状面显示升主动脉、腹主动脉及两侧髂总动脉管壁斑块状钙化影;B.冠状面 MPR 像显示腹主动脉扩张迂曲,管壁粗糙,并伴斑块状钙化(↑);C.虚拟内镜显示动脉内膜高低不平,粥样斑块和高密度钙化斑块

布加综合征

布加综合征(budd-chiari syndrome,BCS)又称肝静脉阻塞综合征,是指肝静脉流出道和/或肝段下腔静脉闭塞和/或狭窄引起肝静脉和/或下腔静脉血流受阻,进而继发门脉高压和下肢静脉淤血等一系列临床综合征。本病常发于凝血机制异常(高凝状态),如真性红细胞增多症、阵发性睡眠性血红蛋白尿以及长期服用黄体酮药物的患者,其他发病原因有妊娠、炎症、创伤以及肝占位病变等。分为原发性和继发性。原发性为肝静脉或肝静脉-下腔静脉入口处先天性蹼状狭窄或隔膜状

狭窄或阻塞;继发性是指肿瘤或血栓引起的肝静脉梗阻所致。

【诊断要点】

1.以肝静脉回流障碍为主的临床表现为肝脾肿大、大量顽固性腹水、黄疸、消化道出血、双下肢水肿。

2.以下腔静脉回流障碍为主的临床多表现为双下肢水肿、腹壁和下肢静脉曲张。

3.DSA 检查:显示下腔静脉至肝脏平面突然中断和管腔闭塞,或显示肝段下腔静脉狭窄。

4.MRI 检查:显示肝脏形态的改变、肝实质、肝血管和下腔静脉的异常以及腹水等。

【CT 表现】

1.肝脏大小和形态的改变:

1)CT 平扫:肝脏体积普遍性增大,密度弥漫性降低。

2)增强扫描:肝中央部分呈斑片状强化,周边部呈低密度,延迟扫描密度逐渐趋于均匀致整个肝脏呈等密度改变,被认为是 BCS 较为特征性的表现。

2.肝静脉阻塞:

1)平扫时肝静脉主干全程闭塞,肝静脉不显示或显示不清,增强扫描肝静脉不显影。

2)肝静脉开口处阻塞,则阻塞远端管腔扩张,增强时扩张的肝静脉显示血栓闭塞外呈低密度充盈缺损,扩张肝静脉之间且见交通支。

3)MSCTA 可全方位、多角度地清楚显示肝静脉和/或下腔静脉阻塞及阻塞后扩张和侧支血管的部位、数目、分布和扩张程度,并可同时显示肝内门静脉和肝静脉的相对空间关系,为门腔分流术(TIPSS)的手术操作提供导向(图 3-31)。

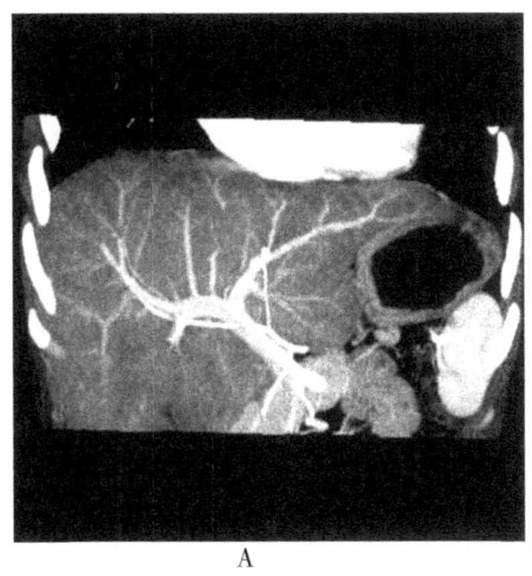
A

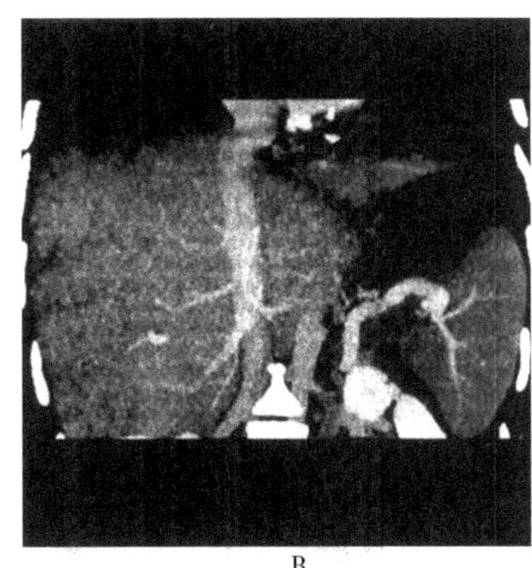
B

图 3-31　布加综合征

A.增强扫描显示肝内门静脉主干及分支走向自然;B.下腔静脉显示正常,而肝内各叶及各段肝静脉纤细

3.下腔静脉阻塞:

1)下腔静脉肝后段变细或不显影,其内见小斑点、斑片或大片状钙化的征象为特征性表现。

2)增强扫描见闭塞远端的下腔静脉由于腔内压力增高呈圆形且管径增大(图 3-32)。

3)下腔静脉血栓阻塞时,平扫腔静脉形态、大小无明显变化,其内呈低密度,可见斑点状高密度钙化,增强扫描时血栓呈低密度充盈缺损。

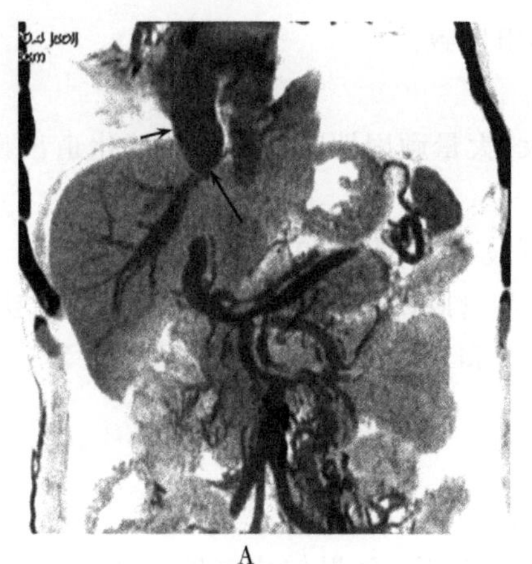
A

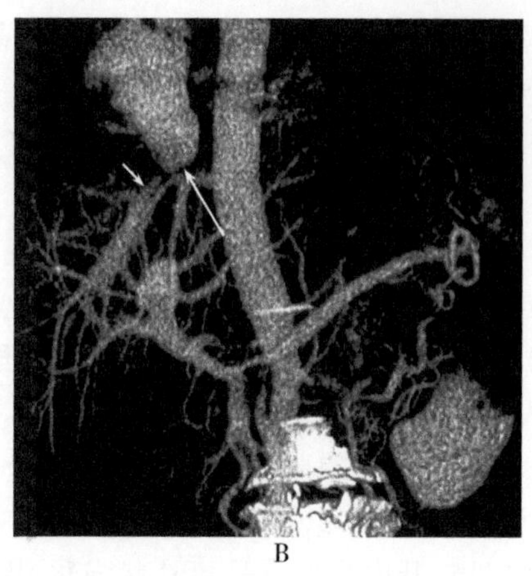
B

图 3-32　布加综合征

A.增强扫描门脉期显示下腔静脉入肝段前扩张迂曲(↑),下腔静脉肝内段闭塞,未见对比剂影(长↑),肝静脉及门静脉未见异常;B.VR 像显示肝静脉(↑)及门静脉管腔正常,肝内段下腔静脉未见显影(长↑)

门静脉血栓形成

门静脉血栓形成的常见原因为肿瘤、肝硬化、感染、外伤、血液高凝状态以及肝静脉阻塞等,临床分为急性期和慢性期两类。

【诊断要点】

1.多见肿瘤、肝硬化晚期和感染患者,因而有明显的原发病史。

2.非特征性腹痛。

3.MRI 检查:显示特征性的血栓信号改变,T_1WI 呈等信号或略低信号,T_2WI 呈超过肝实质的高信号;新鲜血栓 T_1WI 为高信号。

【CT 表现】

1.CT 平扫显示新鲜血栓呈高密度,一般血栓难在平扫上显示。

2.增强扫描门脉期显示血栓呈不强化的低密度充盈缺损(图 3-33)。

3.侧支循环增加,扩张的滋养血管强化。

4.慢性血栓的患者血栓延至脾静脉或肠系膜上静脉,部分分布区肠管壁增厚、水肿。

主动脉病变术后

主动脉夹层、真性主动脉瘤以及假性动脉瘤根据不同方式可进行外科切除以及介入支架治疗。经过治疗的动脉瘤、动脉夹层以及假性动脉瘤的管腔大小可恢复正常,临床症状和体征会有所改善或消失,但有些患者可在治疗中出现小动脉瘤或血栓形成等,对于动脉粥样硬化和血管闭塞者可出现血栓形成以及血管的再狭窄等。

【CT 表现】

1.CT 平扫显示金属支架影或人工血管影。

2.增强扫描后显示血管腔内治疗后的表现,同时发现并发症的出现等(图 3-34)。

马方综合征

马方综合征(Marfan′s syndrome,MS)是一种常染色体显性遗传性结缔组织疾患,临床典型表现呈骨骼肌肉系统、眼部以及心血管系统三联表现。本病多见于青壮年,累及主动脉根部或主动脉瓣环和窦部的主动脉扩张或动脉瘤形成,同时合并主动脉瓣的关闭不全或夹层动脉瘤形成。仅有心血管系统症状而无骨骼肌系统和眼部症状的患者被称为心血管型马方综合征。

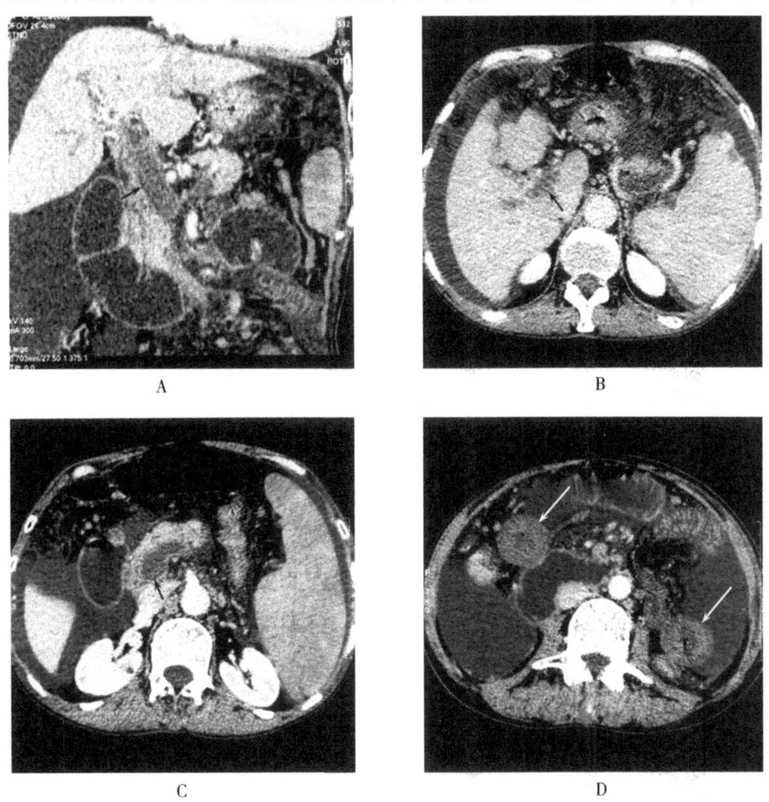

图 3-33　门静脉慢性血栓形成

A～D.增强扫描门脉期冠状面 MPR 及横断面显示门脉主干(↑)、脾静脉管腔扩张，腔内充盈缺损，管壁强化，小肠管壁增厚水肿(长↑)

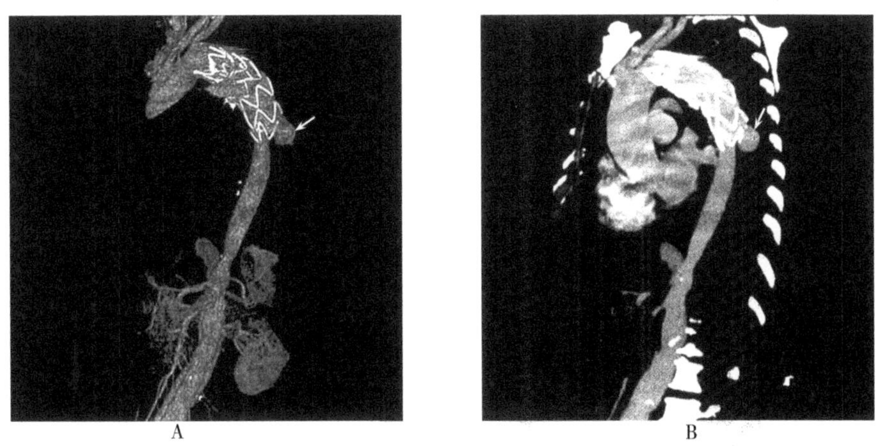

图 3-34　主动脉夹层支架固定术后

A.VR 像显示支架影，支架远端可见突出腔外的动脉瘤形成(↑)；B.矢状面 MIP 像显示支架与动脉瘤的关系(↑)

【诊断要点】

1.40%～60%的患者伴有先天性心血管畸形。表现有心绞痛、左心衰、升主动脉的瘤样扩张等,常合并主动脉夹层,部分患者可见夹层动脉瘤的破裂。

2.四肢细长,蜘蛛指(趾),掌骨指数>8.4。脊柱侧弯、后突,漏斗胸或鸡胸。

3.眼部畸形多表现为晶状体脱位、视网膜剥离及高度近视等。

4.X 线检查:升主动脉根部瘤样扩张,伴主动脉瓣关闭不全可见左室肥大。

【CT 表现】

1.增强扫描主动脉根部瘤样扩张,横径明显增加。

2.病变多累及主动脉窦及瓣环,而升主动脉中、远段管径大多正常,MSCTA 呈现“蒜头征”(图 3-35)。

3.病变常合并主动脉夹层。

4.右冠状动脉受压导致心肌缺血梗死,主动脉夹层亦可波及冠状动脉的开口处。

5.左心房及左心室增大。

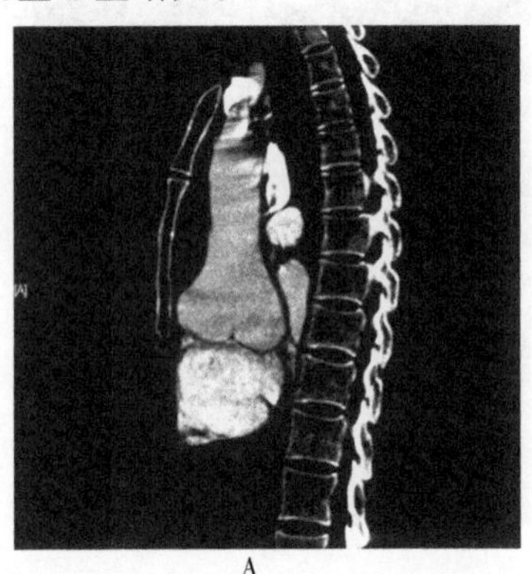

A

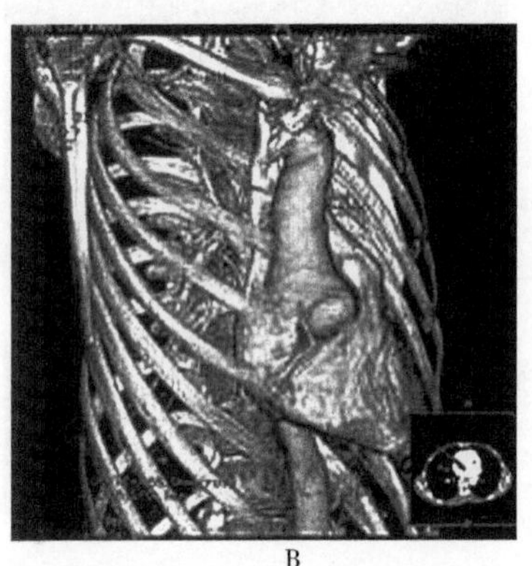

B

图 3-35　马方综合征

A.B.矢状面 MIP 及 VR 像显示主动脉根部瘤样扩张,呈现“蒜头征”

胡桃夹综合征

胡桃夹综合征(nutcracker syndrome,NCS)又称左肾静脉压迫综合征(left renal vein entrapment syndrome),是指走行于腹主动脉和肠系膜上动脉之间的左肾静脉受到挤压而引起的一系列临床表现。

【诊断要点】

1.好发于青春期到 40 岁男性,多为形体较瘦长型者。

2.反复发作的肉眼血尿和直立性、运动性蛋白尿,多数为无症状性和突发性;有时伴有左腹部疼痛及腰痛;剧烈运动或感冒可为诱因。

3.部分因左肾静脉受压影响生殖系统静脉而出现临床症状,男性表现为左侧精索静脉曲张,女性表现为腰痛、盆腔不适和月经增多等。

4.实验室检查:

1)尿中红细胞形态正常,为非肾小球性血尿。

2)尿钙排泄量正常。

3)左肾静脉与下腔静脉之间的压差在 5mmHg 以上。

5.腹部超声:

1)仰卧位时左肾静脉扩张部位内径与狭窄部位内径之比≥2。

2)直立 20 分钟后以上比值≥3 或≥4。

【CT 表现】

1.腹主动脉与肠系膜上动脉之间的夹角<35°(图 3-36A,图 3-36B)。

2.左肾静脉扩张部位内径与狭窄部位内径之比≥2,当>3 时具有明确诊断价值(图 3-36C)。

3.左肾静脉受压处上下径加长。

4.腹主动脉前壁弧形压迹。

5.压迫左肾静脉的肠系膜上动脉可呈弓形隆起。

6.部分可见十二指肠淤滞症(图 3-36D)、卵巢静脉或睾丸静脉扩张。

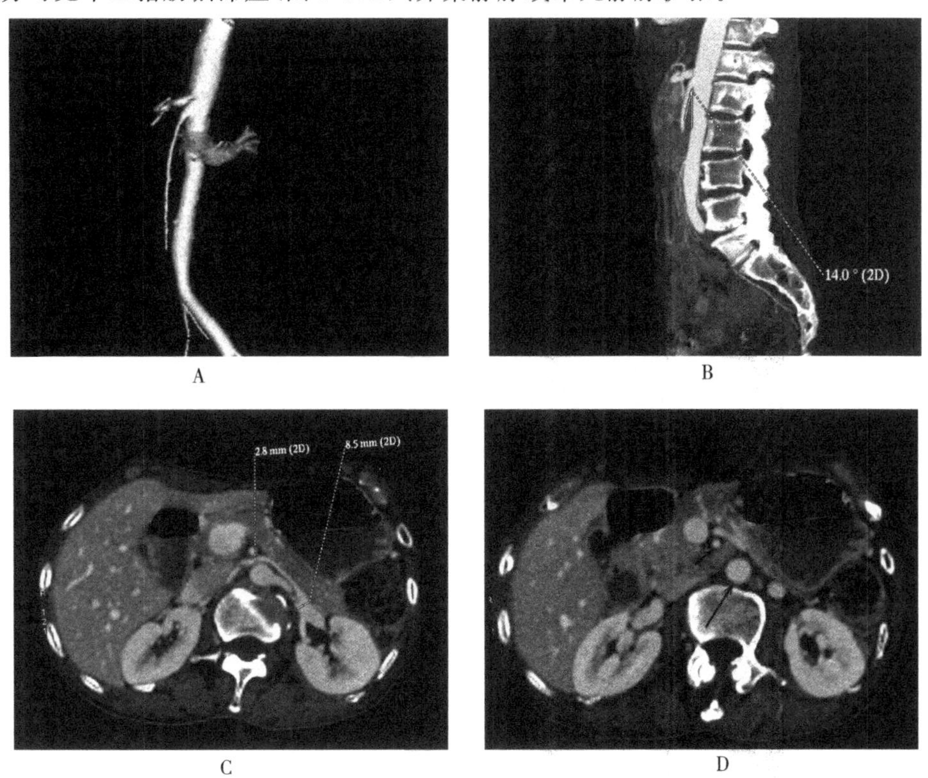

图 3-36　胡桃夹综合征

A.B.VR 及 MIP 示腹主动脉与肠系膜上动脉夹角明显减小,约为 14°;C.轴位示左肾静脉通过肠系膜上动脉与腹主动脉处明显受压,测其扩张部位内径与狭窄部位内径之比>3;D.十二指肠淤滞症表现为在肠系膜上动脉(↑)与腹主动脉(长↑)之间,十二指肠水平部明显受压

第四章　泌尿系统、肾上腺与腹膜后疾病MRI诊断

近年来随着MRI硬件和软件的不断完善，尤其是快速成像和其他一些功能成像序列的开发利用，MRI在泌尿系统中的应用越来越广泛。MRI具有良好的软组织对比和三维成像能力，可以清晰地显示肾上腺解剖，确定病变起源及其与周围组织的关系，并可对不同的病变做组织成分分析，提高诊断的准确性。MRI已成为肾上腺影像检查的一个重要方法。

腹膜后间隙位置深在，解剖复杂，内部和周围器官多，病变定位、定性诊断困难。MRI断层成像的特点，尤其大范围冠状面、矢状面扫描，使其显示腹膜后解剖结构和各种病变更清楚，定位更准确，定性诊断更可靠。

第一节　检查方法、扫描序列和图像特征

泌尿系统MRI检查时患者采用仰卧位，使用相控线圈或体线圈，以前者为佳。膀胱也可使用直肠腔内表面线圈。扫描时使用呼吸补偿或呼吸门控技术，患者平静呼吸即可；使用快速自旋回波成像，扫描时患者需要深呼吸后屏气。

1.肾脏、输尿管MRI检查　常用位置有轴面自旋回波 T_1WI，快速自旋回波 T_2WI及脂肪抑制 T_2WI，有时辅以矢状面和冠状面 T_2WI。膀胱检查常用的位置有矢状面、轴面自旋回波 T_1WI，快速自旋回波 T_2WI及脂肪抑制 T_2WI，有时辅以冠状面 T_2WI。根据情况还可应用梯度回波序列(GRE)及质子加权序列(PDWI)成像。各种序列均结合空间预饱和技术。

检查时首先通过快速扫描技术获得冠状面 T_2WI作为定位图像。冠状面 T_2WI扫描范围大，可以大致评估泌尿系统的解剖结构和疾病情况。在冠状面基础上，进行轴面扫描定位。轴面肾脏扫描范围从膈顶到肾下极，输尿管从肾上极到耻骨联合，膀胱从膀胱顶到耻骨联合。基于轴面 T_2WI所见，设计矢状面和冠状面MRI扫描。

泌尿系统MRI增强扫描时，需要静脉注入Gd-DTPA对比剂，剂量为0.1mmol/kg。注射对比剂后扫描常用自旋回波 T_1WI序列或快速梯度回波序列成像，后者在高档MRI扫描机应用更普遍。肾脏动态增强扫描主要用于了解肾实质病变的血液供应情况和肾脏的分泌功能，可设计单层或多层动态扫描，观察兴趣区(ROI)在不同时相(如动脉期、静脉期、髓质期或实质期、分泌期)对比剂信号强度的变化。

常规 T_1WI和 T_2WI成像的具体参数，根据检查目的和MRI设备性能而定。一般常用以下参数：层厚5～8mm，层间隔1～2mm，矩阵(256～512)，频率方向(192～256)，FOV 320～360mm。TR/TE＝400～700ms/10～30ms(SE T_1WI)，TR/TE＝3000～4000ms/100～120ms(FSE T_2WI)。

2.肾上腺MRI检查　先用快速自旋回波 T_2WI行上腹部冠状面扫描，然后行常规序列轴面 T_1WI和 T_2WI检查，酌情辅以矢状面 T_2WI，以更好地显示病变起源和周围结构的关系。一般层

厚 3～5mm，间隔 1mm。肾上腺病变 MRI 增强检查时，对比剂用法和扫描序列大致同肾脏检查，但层厚较薄。

在脂肪抑制 T_2WI，肾上腺呈高信号，周围脂肪信号被抑制为低信号。对比观察梯度回波序列的同相位和反相位图像，有助于确定病变内部是否含有相当比例的脂质，对肾上腺腺瘤的诊断有提示意义。

3.腹膜后病变 MRI 检查　先用快速自旋回波 T_2WI 行上腹部冠状定位，然后行常规轴面 T_1WI、T_2WI 检查，根据轴面表现，再进一步选择冠状面和矢状面 T_2WI。梯度回波序列成像主要用于显示腹膜后大血管病变，区别生理活动性伪影与血栓。一般 TR/TE＝40ms/13ms，翻转角度小于 40°。MRI 增强扫描有助于判断肿瘤的良恶性，静脉注射 Gd-DTPA 后，常用自旋回渡 T_1WI 序列。如果患者较瘦，也可使用胸腰椎线圈成像，以提高信噪比。

4.肾动脉 MRA　目前有时间飞跃法、相位对比法和对比增强 MRA 三种方法。时间飞跃法主要利用血液的流动增强效应，未被饱和的血流流入已经被饱和的静态组织区，二者产生对比，流动的血流呈高信号，静态组织为低信号。相位对比法利用血流与周围静态组织的相位差别效应，血流呈高信号。对比增强 MRA 需要通过静脉团注 Gd-DTPA，使得血流与周围静态组织产生良好对比。

5.磁共振尿路成像（MRU）　为无创检查方法，可多角度显示尿路解剖形态以及病变部位和特性，尤其在显示有无尿路梗阻、明确梗阻水平方面。三维 MRU 成像时，扫描范围应包括双肾上极至耻骨联合。一般进行冠状面扫描，使用快速自旋回波重 T_2 序列，结合脂肪抑制技术及呼吸门控技术。该扫描序列突出显示尿路中的水信号或尿液信号，尿液周围的软组织信号则被抑制。将采集到的原始图像进行后处理，采用最大信号强度投影技术三维重组，多角度旋转，即得到立体 MRU 图像。常用扫描参数：FOV450mm，TR/TE＝1800ms/700ms，翻转角 90°，激发次数 6，矩阵 256×256，层厚 2mm，层数 30～50，3D 扫描时层间多有重叠。成像时间 3～4 分钟。

二维 MRU 成像通常需在高档 MRI 扫描机进行，扫描后直接获得一幅 MRU 图像，无需重组后处理。层厚 50～70mm，单层扫描时间不足 1 秒，应在不同角度扫描 5～8 层。由于是屏气扫描，图像清晰度高，伪影干扰少。多用于观察尿路畸形或梗阻性病变的外部形态。由于没有薄层原始图像，对显示病变区内部结构效果较差。通常情况下，为明确诊断，在 MRU 显示病变的局部区域，需要进一步扫描轴面 T_1WI 和 T_2WI，可疑肿瘤病变时，尚需 MRI 增强扫描。

第二节　正常 MRI 解剖

一、泌尿系统

（一）肾脏

肾脏位于肾周间隙内的脊柱两侧，第 12 胸椎和第 3 腰椎之间，长度约为 12cm，宽约 6cm，厚约 5cm。肾的被膜由内到外分为纤维膜、脂肪囊、肾筋膜三层。肾纤维膜紧贴肾实质的表面，正常时不能被影像学检查显示。只有纤维膜下方出现病变时，可显示由其勾勒出的病变外缘。肾脂肪囊 MRI 检查 T_1WI、T_2WI 均为高信号，肾筋膜一般不容易分辨，在脂肪丰富者或肾前间隙积液或肾筋膜因为炎症增厚时才能显示为线样低信号。

肾实质分为皮质和髓质，集合系统包括肾盏和肾盂。肾脏 MRI 检查时，在轴面层面，肾为圆形或椭圆形，边缘光滑锐利。在 T_1WI 像，肾皮质信号较高，肾髓质信号较低。脂肪抑制像上，肾皮质、髓质信号差别更为显著。在 T_2WI 像，肾皮质、髓质信号均较高，不易分辨(图 4-1)。肾窦脂肪在 T_1WI、T_2WI 上均为高信号。肾盂和肾盏 T_1WI 为均匀低信号、T_2WI 为均匀高信号，反映了其内尿液的特点。肾动脉、静脉由于流空效应而无信号，在梯度回波序列为高信号，其自肾门分别走行于腹主动脉和下腔静脉，肾动脉位置较肾静脉偏后。静脉注入 Gd-DTPA 对比剂后动态增强检查时，1 分钟左右肾血管、肾皮质信号明显增高，2 分钟左右髓质明显强化，3～5 分钟后对比剂进入肾盂(图 4-2)。

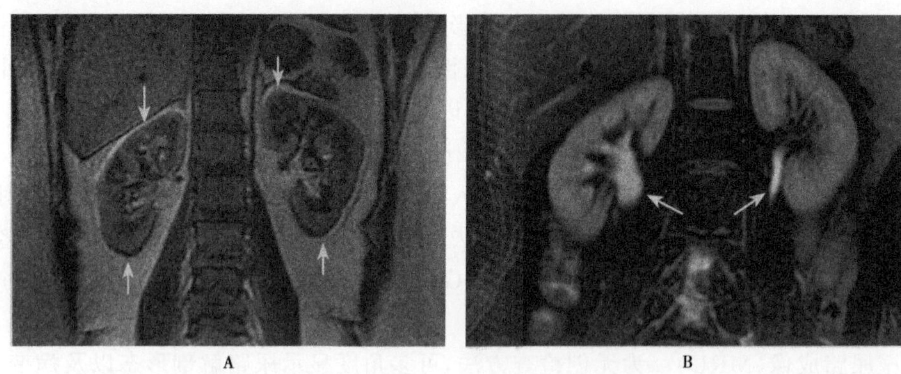

图 4-1　正常肾脏冠状面 MRI 表现

A.冠状面 T_1WI，肾皮质呈较高信号，肾髓质呈较低信号，皮髓质分辨(CMD)清楚，肾周可见因化学位移形成的黑白线样伪影(箭)；B.冠状面脂肪抑制 T_2WI，肾盂和输尿管呈高信号(箭)，CMD 显示不清

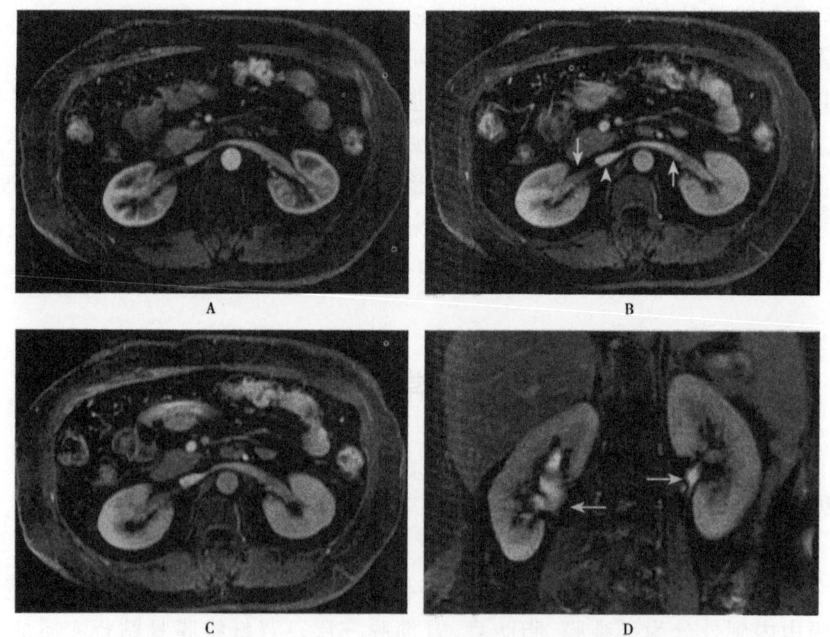

图 4-2　正常肾脏 FSPGR 序列脂肪抑制动态增强扫描表现

A.轴面动脉期，肾皮质明显强化；B.轴面静脉期，肾髓质开始强化，下腔静脉(箭头)和肾静脉(箭)清楚显示；C.轴面实质期，肾实质均匀强化；D.冠状面分泌期扫描，肾实质信号下降，对比剂进入肾盂(箭)

磁共振尿路成像时，正常含尿液的肾盏、肾盂、输尿管和膀胱等皆为高信号，而背景结构除含水的胆管、肠道等，其他都为低信号。

（二）输尿管

输尿管是连接肾盂和膀胱的肌性管道，长约 25～35cm，自肾盂起始后，在腰大肌前外缘下行，在髂总动脉分叉处进入骨盆腔，沿骨盆壁向后外方下行，呈弧形进入膀胱。

MRI 轴面检查时，输尿管自肾盂连续向下追踪，在周围高信号的脂肪组织的衬托下，有可能识别出正常腹段输尿管上、中部分，呈点状软组织信号，位于腰大肌前缘，而正常盆段输尿管常难以识别。增强检查，注入 Gd-DTPA 对比剂 10 分钟之后延迟扫描，自肾盂连续向下追踪，常能观察输尿管全段，直到输尿管膀胱入口处。

正常输尿管在 MRU 不能完整显影，呈断续的细线状或波浪状，粗细不等，宽度不超过 4mm。

（三）膀胱

膀胱为一肌性器官，分为体、底、顶、颈。其为腹膜间位器官，位于骨盆前、耻骨联合的后方。男性膀胱底的下外侧与精囊相邻，膀胱颈与前列腺底相连，膀胱后为直肠，膀胱与直肠之间有膀胱直肠陷窝。女性膀胱后附着于子宫颈及阴道，膀胱颈与尿道相邻，膀胱与子宫之间有子宫膀胱陷窝。男性膀胱底可被前列腺压迫。男、女均可见直肠、乙状结肠、肛提肌对膀胱的压迹。

膀胱壁由四层结构构成：黏膜层、黏膜下层、肌层和外膜。膀胱壁在膀胱腔内尿液和周围脂肪的衬托下呈低到稍高信号，各层结构不能区分，增强扫描黏膜层可发生强化。

正常膀胱形态与充盈程度有关。空虚的膀胱近似锥形、扁圆形，充盈的膀胱在轴面呈圆形、椭圆形或类方形，矢状面为类三角形。膀胱内为均匀长 T_1、长 T_2 液性信号。膀胱壁厚薄均匀，信号与肌肉相似。膀胱周围有脂肪组织，在 T_1WI 为高信号，T_2WI 为中等信号。膀胱周围淋巴结有时也可显示，呈椭圆形等 T_1、等 T_2 信号，以 T_1WI 显示佳，直径一般不超过 10mm。

二、肾上腺

肾上腺位于第 11～12 胸椎水平，有完整的包膜。右肾上腺位于右肾上极前内方，右膈脚外方和肝右叶后段内侧之间，前方毗邻下腔静脉。左肾上腺位于左肾上极前内方，前外侧毗邻胰体、尾和脾静脉，内侧为左膈肌脚，前内侧为腹主动脉。肾上腺周围有丰富的脂肪组织，对肾上腺起固定作用。

肾上腺形态因人而异，分为一个位于前内侧的体部和两个位于后部与后外侧的肢体。双侧肾上腺呈倒 V 或 Y 形，左侧肾上腺也可为三角形，右肾上腺也可为线状。肾上腺大小包括径线、面积测量。径线测量包括长度和厚度。长度即肾上腺头尾侧距离。厚度为侧肢与体部汇合处与长轴垂直最大距离。面积测量应该在肾上腺显示最大层面上获得。

正常肾上腺长度为 2～4cm，厚度小于 10mm，面积小于 $150mm^2$。在 T_1WI、T_2WI 像上，肾上腺信号强度类似于肝脏（图 4-3）。Gd-DTPA 增强检查时，正常肾上腺在增强早期明显强化，随后强化程度缓慢降低（图 4-4）。

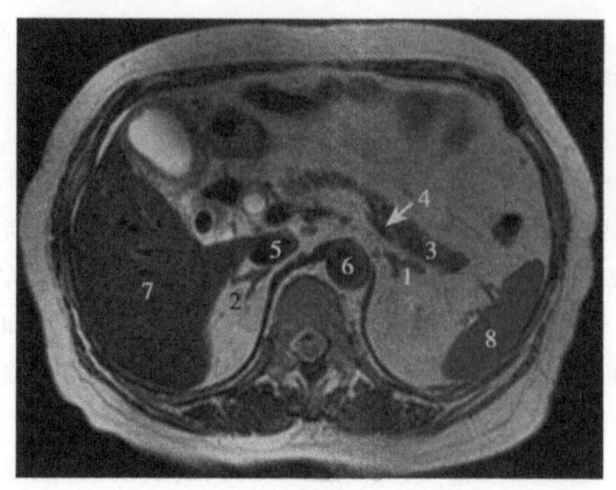

图 4-3　正常肾上腺 MRI 表现

轴面 T_2WI，左肾上腺呈 Y 形，位于胰腺后脾静脉后方；右肾上腺呈 V 形，位于下腔静脉后方；肾上腺信号强度与肝脏类似；1.左肾上腺，2.右肾上腺，3.胰腺，4.脾静脉，5.下腔静脉，6.腹主动脉，7.肝脏，8.脾脏

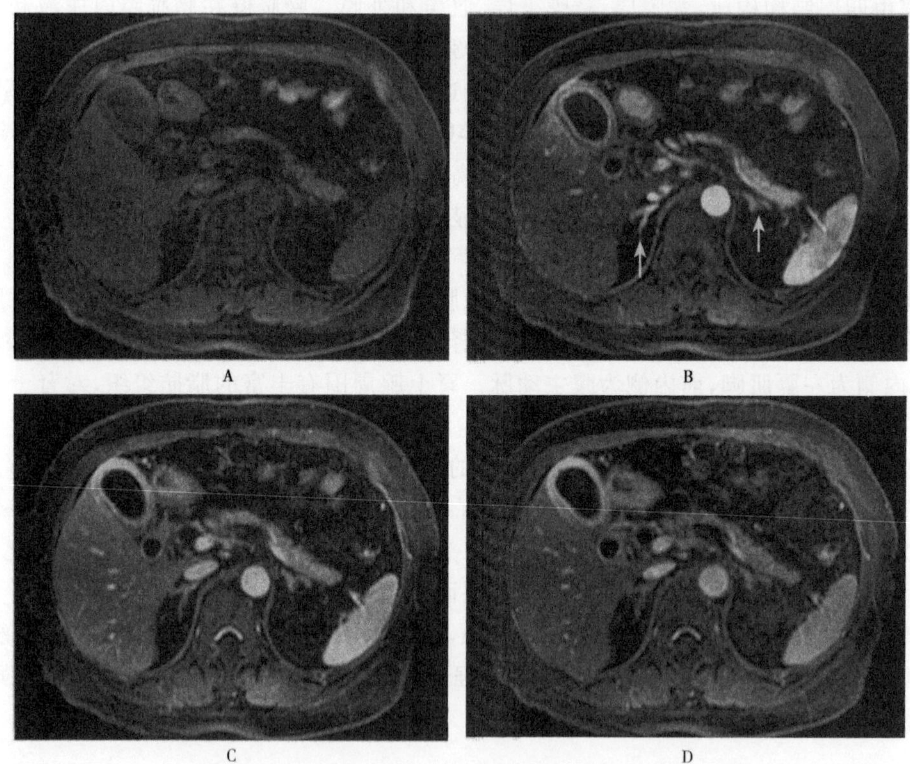

图 4-4　正常肾上腺 FSPGR 序列动态增强扫描 MRI 表现

A.注射对比剂前扫描（蒙片）；B.轴面动脉期；C.轴面静脉期；D.轴面实质期扫描。正常肾上腺呈均匀强化，早期强化更明显（箭）

三、腹膜后间隙

腹膜后为充满脂肪的潜在间隙，约占腹部后方的 1/3。其前界为壁腹膜，后界为腹横筋膜，两

侧为侧锥筋膜，上至膈下，下达盆腔入口。

腹膜后间隙以肾筋膜为界分为三个间隙，即肾前间隙、肾周间隙和肾后间隙。肾前间隙位于壁层后腹膜与肾前筋膜之间，含有胰腺、十二指肠 2～4 段、肠系膜血管、淋巴结和肝、胰、脾的血管，位置相对固定，形态易于识别。肾前筋膜一般不容易分辨，在脂肪丰富者或肾前间隙积液或肾筋膜因为炎症增厚时才能显示。肾周间隙位于肾前、后筋膜之间，有肾、肾近侧收集系统、肾血管、肾周脂肪和肾上腺，MRI 检查各种结构均能显示清楚。肾后间隙位于肾后筋膜和腹横筋膜之间，内无器官，仅含脂肪、血管、淋巴结。MRI 检查，肾后间隙主要为脂肪性信号。

腹部大血管包括腹主动脉及其分支和下腔静脉及其属支，腹主动脉自膈肌腹主动脉裂孔向下，沿腰椎腹侧缘略偏左侧走行，至腰 4 水平分为左、右髂总动脉。下腔静脉由左、右髂静脉于腰 5 水平汇合而成，沿脊柱右前方上行。MRI 检查时，由于流空效应，正常腹主动脉及其分支和下腔静脉及其属支腔内血流无信号，在 T_1WI 和 T_2WI 上与周围高信号脂肪组织形成鲜明对比，易于识别。MRA 检查时，腹主动脉及其分支和下腔静脉及其属支表现为高信号，边缘光滑，分支或属支逐渐变细。

第三节　泌尿系统常见疾病 MRI 表现

一、肾脏先天性发育异常

Ⅰ肾缺如

肾缺如是由于输尿管芽穿过后肾中胚层时失败，导致早期肾收集小管不能正常建立而形成肾单位缺如所致。分为单侧和双侧肾缺如，以单侧为多见，单侧肾缺如又称为孤立肾，是指一侧肾脏包括其血管、输尿管等完全缺如。

(一)临床表现与病理特征

肾缺如常合并其他畸形，如同侧肾上腺缺如，同侧的膀胱三角区也可不发育。本病多见于男性，如果对侧肾脏正常时可无临床症状，也可因为对侧肾脏代偿性肥大而就诊。双侧肾脏肾缺如罕见，一般在新生儿期死亡。

(二)MRI 表现

MRI 检查主要表现为肾窝内无肾组织结构信号，亦无肾动、静脉。空肾窝内多代之为胰腺、肠管结构或脂肪信号，单侧肾缺如同时伴有对侧肾代偿性肥大。

(三)鉴别诊断

肾缺如必须先除外先天性位置异常，包括游走肾和异位肾。

1.游走肾　系由于具有较长的肾异常血管，因而在腹腔内有较大的活动度。MRI 检查可见腹腔内异常位置的肾脏及有可能并发的肾盂积水，变化体位检查可显示肾在腹腔内有很大的活动范围，同时具有上下及左右方向的活动。MRU 可显示其输尿管正常。

2.异位肾　MRI 检查盆腔、下腹部、膈下或胸腔内可见肿块影，其有肾窦及皮、髓质分界，信号及增强时强化形式和程度与正常肾相同。空肾窝内常被结肠占据。MRU 可显示其输尿管可过长或过短。

游走肾和异位肾都没有对侧肾代偿性肥大。

【专家指点】

MRI 检查肾缺如的优势在于矢状面和冠状面的大视野，在和游走肾和异位肾的鉴别诊断中比 CT 更有价值。

Ⅱ肾发育不全

肾发育不全是由于胚胎期输尿管芽分支和后肾基数量不足，肾叶数量和每叶所含肾单元数量减少而肾单元及管分化正常，导致肾实质总量小，体积比正常小。

（一）临床表现与病理特征

肾发育不全又称为侏儒肾，一般为单侧，可位于正常肾窝或盆腔内，常伴有输尿管异位开口。可因对侧肾代偿性增大而维持正常肾功能，不出现明显临床症状。如伴有输尿管异位开口可有尿失禁、感染等症状。

（二）MRI 表现

MRI 检查可见肾窝内或盆腔内小肾结构，小肾轮廓光整，肾盏、肾乳头数量少于 5 个，肾盂发育不良，同时伴有肾动脉、静脉显示细小，与肾脏体积缩小成比例。对侧肾代偿性肥大。

（三）鉴别诊断

1.后天性萎缩　如慢性萎缩性肾盂肾炎，其肾轮廓凹凸不平，肾动脉、静脉相对比较粗，与肾脏体积缩小不成比例，肾功能较差。肾发育不全，肾脏外形及功能尚正常，肾血管与肾实质体积为一致性改变。

2.先天性肾动脉狭窄　肾轮廓光整，体积较小，但程度不及肾发育不良，肾盏、肾乳头数量无明显减少，肾动脉明显狭窄，临床常有高血压，内科治疗效果不佳。

【专家指点】

肾脏发育不良血管造影可以显示与肾脏体积缩小成比例的肾动脉、静脉细小，MRA 亦可清楚显示。

Ⅲ肾融合畸形

肾融合畸形是由于早期肾胚上升时发生异常融合所致，常合并肾旋转异常。

（一）临床表现与病理特征

肾融合畸形是指两个或多个肾脏互相连接、融合。马蹄肾是融合畸形中最常见类型，其特点为两侧肾脏上或下极于脊柱前方通过纤维桥或肾实质相连，肾轴向尾侧集中，肾盂仍位于腹侧。马蹄肾可压迫血管，容易造成肾盂积水，并发结石和感染。

（二）MRI 表现

MRI 检查可清楚显示马蹄肾形态及构造，尤其是连接部。两肾上极距离可正常，下极融合，其位于腹部大血管前方，且信号与正常肾实质信号相同（图 4-5）。肾脏交叉异位伴融合畸形是指一侧肾脏越过中线，与另一侧肾脏相互融合，异位肾脏的输尿管也同时越过中线到对侧，常伴有不同程度的旋转异常。MRI 检查可清楚显示旋转异常。

（三）鉴别诊断

马蹄肾常合并肾旋转不良，需和单纯肾旋转异常鉴别。前者旋转不良的双肾上或下极于脊柱前方通过纤维桥或肾实质相连。

【专家指点】

马蹄肾静脉肾盂造影可见双肾下极靠近中线，但其不能显示连接部，MRI 检查可清楚显示，尤以冠状面为佳。

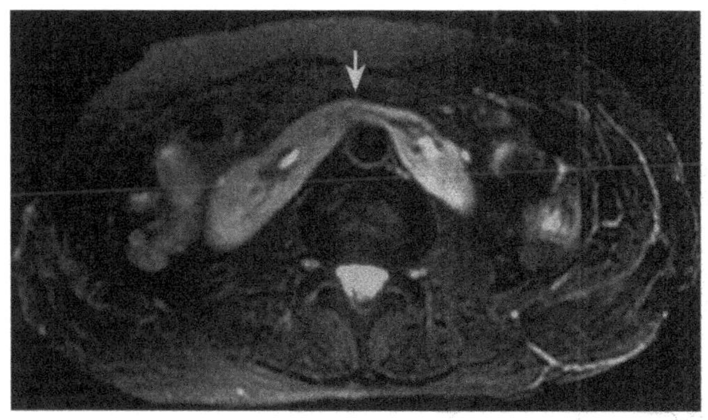

图 4-5　马蹄肾

轴面脂肪抑制 T_2WI，双肾下极融合（箭），连接部位于腹主动脉前方

二、输尿管先天性异常

Ⅰ肾盂输尿管重复畸形

肾盂输尿管重复畸形即重复肾，是由于胚胎期输尿管芽分支过早形成所致。

（一）临床表现与病理特征

肾盂输尿管重复畸形以女孩多见，为一个肾脏分为上下两个部分，各有一套肾盂输尿管，上段肾体积多较小，常伴积水和发育不良。重复输尿管分为不完全型和完全型，以不完全型输尿管多见。肾盂输尿管重复畸形因引流不畅可造成尿路梗阻扩张，易并发感染。

（二）MRI 表现

MRI 检查有时可见重复肾上下两个部分之间的浅沟及重复的输尿管，由肾盂移行出的输尿管如扩张可追寻到膀胱，以判断输尿管的重复是完全还是不完全性的。MRU 则能很好地显示这一畸形，可显示重复肾全貌和尿路梗阻扩张情况。

（三）鉴别诊断

当上肾盂发育不良，而下肾盂发育较好，并向外下方移位，同时肾盏数量无明显减少时，常不能除外肾上部占位或肾外占位压迫上部，结合 MRU 可以明确诊断。

【专家指点】

当上肾盂发育不良，静脉肾盂造影隐约可见上肾盂显影淡薄模糊，重复输尿管有时显影不清楚，过去常用逆行性尿路造影能较清楚显示双肾盂双输尿管畸形，现在 MRU 逐步取而代之。

Ⅱ输尿管囊肿

输尿管囊肿又称膀胱内输尿管囊肿或输尿管膨出，是由于输尿管开口处结缔组织和肌肉结构发育不全或先天性狭窄，造成输尿管壁内段突入膀胱形成囊性扩张所致。

（一）临床表现与病理特征

输尿管囊肿外层为膀胱黏膜覆盖，内层为输尿管黏膜，其间有肌纤维和结缔组织。常伴有其他发育异常，如重复肾盂输尿管、输尿管异位开口。女性多见，大部分患者无明显的临床表现，部分患者合并上尿路扩张、积水。

（二）MRI 表现

MRI 检查膀胱三角区内可见薄壁圆形结构，其内为尿液信号，而壁的信号特征类似于膀胱壁。增强检查后可见囊肿在充满对比剂的膀胱内形成充盈缺损。MRU 可显示充满尿液的囊肿与扩张的输尿管相连，并且可以显示膀胱颈部的梗阻，也可显示积水的肾盂、肾盏。

（三）鉴别诊断

1.膀胱良性肿瘤边缘不如输尿管囊肿光滑完整，膀胱恶性肿瘤边缘不规则，癌浸润常使膀胱壁僵硬。与上述肿瘤病变相比，输尿管囊肿边缘光滑完整，多伴有肾盂输尿管重复畸形，临床多以尿路梗阻、感染为主，而膀胱恶性肿瘤多以血尿为主。

2.膀胱阴性结石也显示膀胱内充盈缺损，但结石不与膀胱后壁相连，变化体位可以移动。

【专家指点】

1.静脉尿路造影显示膀胱三角区呈圆形或椭圆形充盈缺损，边缘光滑，囊壁显示典型的"光晕"征，加之输尿管下端扩张，全程输尿管充盈时酷似头向下潜入膀胱内的"眼镜蛇"状，此为尿路造影时的典型 X 线征象。其显示膀胱内边缘光滑的充盈缺损，有时与膀胱内良性肿瘤相似，但 CT、MRI 可以明确显示含有尿液的囊肿。

2.女性患者输尿管囊肿较大时，可突入膀胱且向尿道内脱垂，致尿道阻塞，出现排尿困难及尿流阻断。

Ⅲ先天性输尿管狭窄

先天性输尿管狭窄是小儿泌尿道最常见的先天性疾病，在临床上均表现为肾积水。

（一）临床表现与病理特征

先天性输尿管狭窄常累及两侧，但多为一侧较严重。常见于肾盂输尿管移行处和输尿管膀胱连接处，中段极少见。狭窄是由于该处肌肉的增厚和纤维组织增生所致，还可见于迷走血管压迫以及神经肌肉先天发育缺陷。临床上常由于肾盂积水产生腹部包块而就诊，同时可有腹痛、泌尿系统感染。

（二）MRI 表现

MRI 检查可以清楚地显示肾盂输尿管移行处或输尿管膀胱连接处梗阻的形态，梗阻端呈锥形。梗阻以上肾盂、肾盏明显积水扩张，以肾盂扩张更为显著，严重时为囊袋状扩张。极度扩张的肾盂可以掩盖肾盂输尿管移行处或输尿管膀胱连接处梗阻端。长期的梗阻扩张压迫肾实质导致肾实质萎缩。

MRU 可见细线状高信号尿液通过输尿管以及肾积水。

（三）鉴别诊断

1.先天性输尿管狭窄与外在的压迫不同，后者可见外在性条状或弧形压迫影。

2.输尿管痉挛引起的狭窄段的长短和形态都不均匀，其上段尿路积水多较轻。

【专家指点】

1.输尿管狭窄、先天性巨输尿管以及膀胱-输尿管反流都可表现为输尿管下段或全段扩张，但膀胱-输尿管反流在排泄性尿路造影时，透视下可以显示对比剂从膀胱反流至输尿管。

2.先天性输尿管狭窄常见原因有输尿管局部纤维肌肉发育不良、输尿管瓣膜和迷走血管压迫，静脉肾盂造影可见输尿管局部纤维肌肉发育不良形成的横形或斜形黏膜皱襞所形成的充盈缺损，血管造影可很好显示迷走肾动脉压迫造成的狭窄，而 CT、MRI 只能显示扩张的肾盂、肾盏和输尿管，不能明确狭窄原因。

Ⅳ先天性巨输尿管症

本病又称原发性巨输尿管或先天性功能性输尿管末端梗阻，是一种先天性输尿管扩张。

（一）临床表现与病理特征

先天性巨输尿管症是在无输尿管膀胱出口以下的机械性梗阻及反流，膀胱及膀胱三角正常的前提下的扩张，可能是由于输尿管远端节段性神经节缺乏，引起输尿管远端蠕动消失及近端输尿管异常扩张所致。一般可分为儿童型和成人型，儿童型易合并尿路感染、发热等，成人型主要是腰痛等症状，有时可有尿急、血尿等。

（二）MRI 表现

MRI 检查输尿管明显扩张和肾积水。MRU 见输尿管明显扩张，邻近膀胱的输尿管呈漏斗样移行，逐渐变窄如鸟嘴状，有时输尿管全程扩张，邻近膀胱的输尿管下端不显影。肾盂肾盏扩张，但不如输尿管扩张明显。

（三）鉴别诊断

梗阻性巨输尿管可见输尿管较为伸长和扭曲，可见明显狭窄段，扩张一直延伸到输尿管开口，输尿管扩张比较轻，与肾积水成比例，输尿管蠕动减弱或消失。而先天性巨输尿管症其输尿管扩张呈广泛性，扩张一直终止于输尿管膀胱区上方，其末端呈锥形，与并存的肾积水不成比例，且有蠕动。

【专家指点】

先天性巨输尿管症必须除外以下器质或功能性疾病方可诊断，如下尿路梗阻性病变，膀胱输尿管反流，神经性膀胱功能紊乱。

三、膀胱先天性异常

Ⅰ膀胱重复畸形

膀胱重复畸形分为完全性重复和不完全重复两种。

（一）临床表现与病理特征

膀胱重复畸形为胚胎 5～7 周膀胱开始发育时，黏膜皱襞过多并融合所致。重复的膀胱都有正常的膀胱壁结构。完全性重复膀胱同时有两个膀胱及两个尿道。不完全重复膀胱被一隔分为两个腔，其远端相互交通并合并为一个尿道。膀胱重复常合并其他尿路畸形，也可能继发感染或结石。

（二）MRI 表现

MRI 及 MRU 检查充满尿液的膀胱为长 T_1、长 T_2 信号，完全性重复，两个膀胱完全分开，有两个尿道。不完全重复，膀胱中部变窄为葫芦状，内可见分隔，远端只有一个尿道。

（三）鉴别诊断

膀胱憩室有时和不完全重复畸形不易鉴别，二者都有膀胱变形，排尿过程膀胱缩小而憩室增大有助于区别膀胱憩室。

【专家指点】

MRI 软组织分辨率好，膀胱不完全重复畸形的分隔能较好显示。

Ⅱ膀胱憩室

膀胱憩室是由于先天或获得性原因引起的膀胱壁薄弱或黏膜自逼尿肌纤维之间向外突出而形成。

（一）临床表现与病理特征

膀胱憩室可分为真憩室和假憩室，真憩室是由于膀胱壁全层膨出所致，假憩室是膀胱黏膜通过肌层而形成的突出。膀胱憩室可并发结石、感染或肿瘤。临床表现为膀胱刺激症状或血尿。

（二）MRI 表现

MRI 显示膀胱局限性向腔外突出的囊袋影，呈乳头状或葫芦状，其信号与膀胱内信号一致。憩室内合并结石时，在 T_1WI、T_2WI 都为低信号。合并肿瘤时，可见软组织信号影。

（三）鉴别诊断

1.先天性和获得性膀胱憩室原因不同，后者多由梗阻造成，多伴有膀胱小梁增生。

2.当脐尿管闭合不全时，其膀胱侧残端与膀胱顶部相连，形成憩室样改变，其发病部位与膀胱憩室可以鉴别。

【专家指点】

女性膀胱在充盈不佳时，两侧可出现袋状突起，多对称出现，同时充盈饱满时即为正常的椭圆形，勿认为是膀胱憩室。

Ⅲ脐尿管囊肿

脐尿管为胚胎时期尿囊与膀胱之间的连接管道，出生后应该完全闭合，如闭合不全可导致脐尿管先天畸形，如脐尿管憩室、脐尿管窦、脐尿管囊肿、脐尿管开放等。

(一)临床表现与病理特征

脐尿管囊肿两端闭合、中段开放，由管壁上皮分泌液积储扩张而成。其位于脐下正中的腹壁深处，多发生脐尿管下端邻近膀胱处。囊肿小时无症状，较大时脐下可触及包块并压迫腹部器官，继发感染时，可出现腹痛、发热等。

(二)MRI 表现

MRI 检查尤其是矢状面成像可明确显示囊肿部位、大小。囊肿常位于脐下前中线部位，向脐部扩展，甚至贴于前腹壁，可压迫膀胱顶部形成弧形压迹。囊肿 T_1WI 为均匀低信号，T_2WI 为均匀高信号。囊肿壁光滑，增强后无强化，与膀胱不相通；合并感染时囊肿壁可增厚，并强化(图 4-6)。

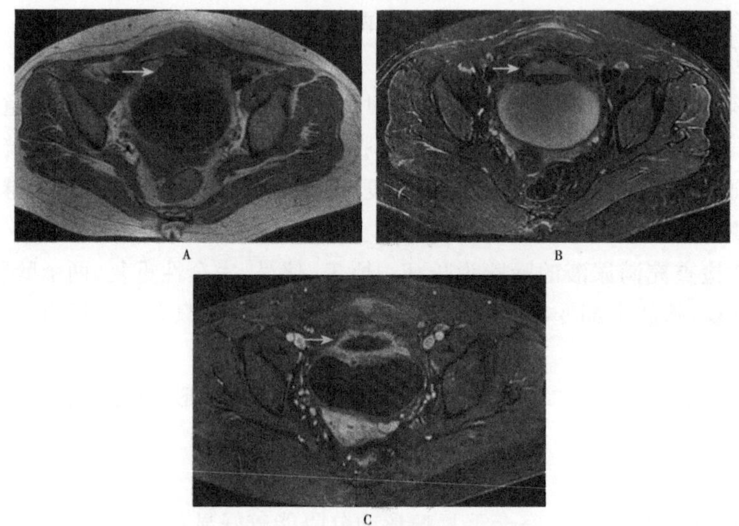

图 4-6　脐尿管囊肿并感染

A.轴面 T_1WI，膀胱中线前方可见囊性病灶，囊壁较厚，呈等信号，囊液呈低信号(箭)；B.轴面脂肪抑制 T_2WI，囊壁呈略高信号，囊液呈高信号(箭)；C.FSPGR 增强扫描，囊壁明显强化(箭)

(三)鉴别诊断

脐尿管囊肿有时需要和盆腔内其他囊性包块鉴别，如腹腔包裹积液、膀胱巨大憩室。脐尿管囊肿发病部位特殊，可资鉴别。腹腔包裹积液壁更厚些，有时可有强化。与膀胱巨大憩室鉴别困难时，需行逆行膀胱造影，脐尿管囊肿不与膀胱相通。

【专家指点】

脐尿管先天畸形包括脐尿管憩室、脐尿管窦、脐尿管囊肿、脐尿管开放等，其中脐尿管憩室、脐尿管窦、脐尿管开放等诊断以瘘管造影或膀胱造影为主。

四、肾盂肾炎

肾盂肾炎是肾脏最常见的疾病，是由细菌侵犯肾盂、髓质、皮质引起的一种肾间质性炎症。

（一）临床表现与病理特征

肾盂肾炎有两种感染途径，一种是上行性感染，细菌经尿路进入肾盂，再进入肾髓质、皮质。另一种为血行感染。

肾盂肾炎分为急性和慢性两种类型。急性肾盂肾炎肾脏有不同程度的肿大，皮、髓质分界不清，其内有白细胞浸润，肾实质可见小脓肿出现，进一步发展为肾脓肿。患者常有发热、腹部及肾区疼痛、脓尿和菌尿等，还可以合并膀胱炎，引起尿频和排尿困难。

慢性肾盂肾炎主要包括肾间质纤维化，间质炎性细胞浸润，肾小管萎缩和肾小球硬化，不规则分布的纤维瘢痕伴残留的肾组织增生，导致肾脏萎缩和变形，并可最终导致慢性肾衰竭。慢性肾盂肾炎发作时可有乏力、低热、食欲不振和体重减轻等，泌尿系可有腰部酸痛不适、间歇性尿频、排尿不适，当肾实质严重受损时，则可有面部、眼睑这些部位水肿等肾功能不全的表现。

（二）MRI 表现

急性肾盂肾炎 MRI 检查可见肾体积增大，实质增厚，皮髓质分界不清楚，肾实质内感染区呈单发或多发楔形或圆形长 T_1、长 T_2 信号，肾周脂肪水肿，肾筋膜增厚。肾周间隙炎性积液，肾盂可见非梗阻性积水扩张。

慢性肾盂肾炎肾体积缩小，轮廓凹凸不平，肾实质不规则变薄，集合系统扩张，瘢痕组织在 T_1WI、T_2WI 均为低信号。增强扫描可见肾内瘢痕与萎缩凹陷的肾皮质缘相连，瘢痕内残留的肾组织可增生呈“假肿瘤”状。

（三）鉴别诊断

1.慢性肾盂肾炎影像学表现需与肾发育不全、其他原因引起的肾体积缩小鉴别。肾发育不全肾外形更小，但边缘光滑规则。肾盂、输尿管呈同比例的细小。肾血管狭窄引起的肾萎缩多为单侧，临床有明显的高血压，肾动脉造影可明确诊断。

2.肾结核也可引起肾萎缩，但其可发现肾小盏边缘有虫蚀样破坏，还可见空洞、钙化。

【专家指点】

肾盂肾炎诊断主要依靠临床表现和实验室检查，一部分患者可以出现影像学异常，但这些改变缺乏特异性，影像学检查主要价值在于协助检查出病因、潜在病变、动态观察病变的转归过程和肾功能状况评价等。

五、肾脓肿

肾脓肿常继发于体内的感染病灶，是一种化脓性炎症。

（一）临床表现与病理特征

肾脓肿最常见的是金黄色葡萄球菌感染，细菌经血循环进入血液，早期微小脓肿局限于肾皮质，后融合成较大脓肿，如破入肾被膜可累及肾周组织则形成肾周脓肿。患者有寒战、高热或菌血症，尿液内可发现脓细胞。

（二）MRI 表现

患肾增大，局部突出肾轮廓外，肾脏皮、髓质边界不清，整个肾脏 T_1WI 信号减低，T_2WI 信号增高，进一步可形成多发的小坏死灶，后融合成较大脓肿。肾脓肿边界尚清楚，为长 T_1、长 T_2 信号，中央为坏死灶，呈更长 T_2 信号。DWI 示脓液呈高信号，脓肿壁为等 T_1、等或短 T_2 信号。肾周筋膜增厚，T_1WI、T_2WI 均为低信号。肾脓肿可延伸到周围组织，形成肾周脓肿。如果脓肿中可见 T_1WI、T_2WI 均为极低信号的气体影，则可明确诊断。增强检查肾脓肿壁明显强化，中央坏死不强化。

（三）鉴别诊断

1.肾肿瘤有时也可见中央坏死，和肾脓肿不易鉴别。肾脓肿可延伸到周围组织，形成肾周脓肿，经过治疗后的肾脓肿病灶多有吸收和纤维化，病灶周围组织增生，最后形成厚壁脓肿。

2.复杂性肾囊肿是指囊肿合并感染或出血，但肾囊肿常为多发，壁虽然也有增厚，但和肾脓肿相比，肾囊肿壁仍然比较薄，临床症状也不如肾囊肿明显。

【专家指点】

脑脓肿、肝脓肿等全身各部位的脓肿，如果其内有气体影或气液平面，对脓肿的诊断价值很高，只是该征象的出现比例比较低。

六、泌尿系统结核

泌尿系统结核多由肺结核血行播散而来。

（一）临床表现与病理特征

泌尿系统结核多见于青壮年，以男性多见，主要表现为两方面：一为实质感染，引起实质内脓肿、空洞、肉芽肿、钙化等改变；二为集合系统、输尿管和膀胱感染，导致肾盂、肾盏、输尿管狭窄和积水。结核分枝杆菌多经血行播散到肾小球周围毛细血管，常先在皮质形成结核结节，可自愈。当患者抵抗力下降时，病灶扩大，甚至延伸到乳头和髓质，发生干酪样坏死，进入肾盂、肾盏、输尿管和膀胱，坏死物排出后形成空洞。

输尿管结核起初表现为多发黏膜结节和溃疡，继而管壁纤维化，使之僵硬、狭窄，并可引起肾盂积水。病变广泛时可引起输尿管缩短、僵硬、狭窄和钙化。

膀胱结核最初也为黏膜充血、水肿、结核结节形成，然后发生溃疡、肉芽肿、纤维化，严重者病变可深达肌层，导致纤维组织增生、瘢痕收缩或膀胱挛缩。病变严重可引起膀胱阴道瘘或膀胱直肠瘘。

临床上，肾结核早期发病缓慢，多无明显症状，当感染波及肾盂、输尿管和膀胱时，出现尿频、尿痛、脓尿和血尿。此外，还可伴有全身症状，如消瘦、乏力、低热等。

（二）MRI 表现

MRI 显示肾内结核浸润的早期病变很敏感，表现为局灶或弥漫性长 T_1、长 T_2 信号。随着病情的发展，结核干酪性病变多发生于肾外围部位，为边缘模糊的长 T_1、长 T_2 信号，与之相连的肾盏出现不同程度的变形。干酪性病变坏死形成空洞，空洞为长 T_1、长 T_2 液体性信号，洞壁呈等 T_1、等或短 T_2 信号。洞壁钙化多为短 T_1、短 T_2 信号。病变突破肾脏被膜时，可见肾周脂肪层信号变化，肾周筋膜增厚。若有肾积水存在，MRU 则可见扩张的肾盂、肾盏及输尿管（图 4-7）。晚期肾体积变小，肾皮质菲薄。

MRI 对输尿管结核显示不良，有时可见输尿管管壁增厚及其周围的渗出。当合并集合系统和输尿管狭窄、积水时，水成像可以显示输尿管僵硬、不规则，呈多发相间的狭窄和扩张，还可以显示积水的部位和程度。

膀胱结核可见膀胱壁内缘不规则，并可见膀胱壁增厚和膀胱腔变小。

（三）鉴别诊断

1.肾结核有时需要和肾肿瘤鉴别诊断　肾肿瘤除肾小盏破坏外，还可以肾盏变形移位，肾小盏破坏的边界多较结核清楚。

2.晚期肾结核需要和先天性肾发育不良鉴别后者边缘光滑且规则，肾盏与肾大小成比例细小，而肾结核可见肾盏、肾盂牵拉变形。

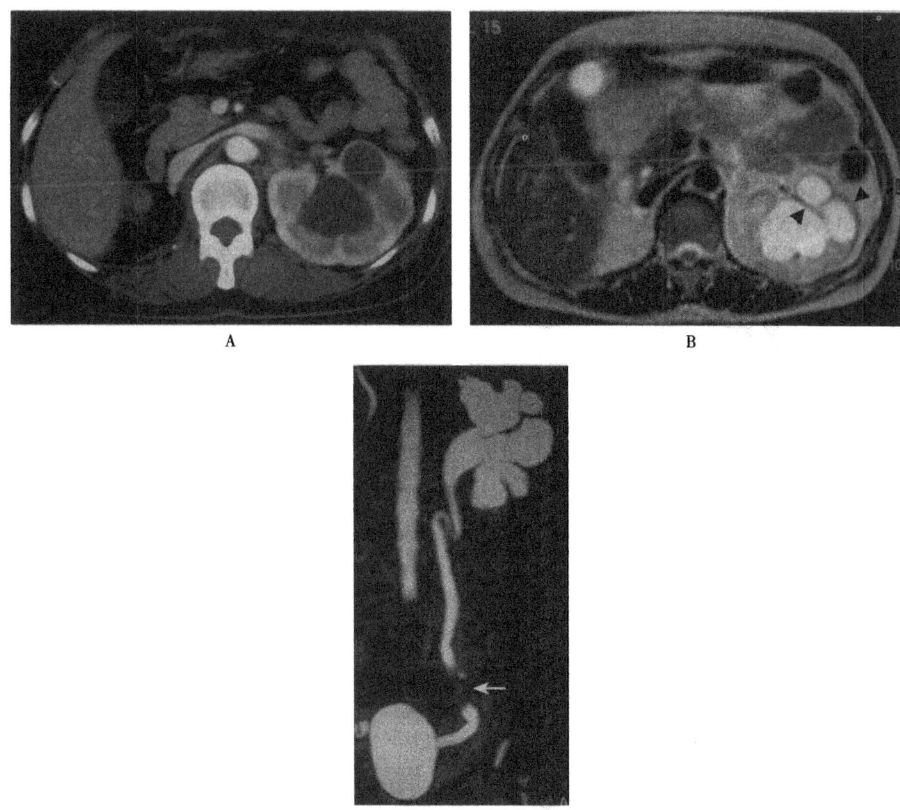

图 4-7　左肾结核 MRI 和 MRU 表现

女，45 岁，右肾结核手术切除后 4 年，因血尿、尿频、尿痛就诊；A.增强 CT 显示左肾多发类圆形低密度囊性病灶，边界清楚；B.轴面 T_2WI 显示左肾多发类圆形高信号病灶，边界清楚，囊壁呈低信号（箭头），肾皮质变薄；C.MRU，左侧肾盏破坏、扩大、积水，形态失常，边缘毛糙，肾盂、输尿管扩张。输尿管下段局部中断（箭）为子宫内金属节育环的磁化率伪影造成，右肾已切除，肾盂输尿管未显示

3.输尿管结核需要和囊型输尿管炎鉴别　囊型输尿管炎主要是由慢性炎症引起，输尿管内可见小圆形的充盈缺损，若病变较小时，输尿管边缘的轮廓呈虫蚀样，与输尿管结核不易鉴别，若输尿管管腔内出现多发小气泡影，可资鉴别。

4.膀胱结核需要和非特异性炎症鉴别诊断膀胱炎症急性期黏膜充血、水肿、出血和溃疡，溃疡一般比较小。慢性期肌层有不同程度的增生和纤维化，膀胱容量减小，但程度一般不如结核严重。

【专家指点】

泌尿系统结核有时和炎症、肿瘤不易鉴别，但是输尿管、膀胱结核经常是由于肾结核坏死物下行而引起，一般都伴有肺结核，这点在鉴别诊断中有一定价值。

七、泌尿系统结石

泌尿系统结石是引起尿路梗阻的最常见原因，包括肾、输尿管、膀胱及尿道结石。结石一般在肾和膀胱内形成，输尿管和尿道内的结石绝大多数是结石排出过程中停留其内所致。

（一）临床表现与病理特征

泌尿系统结石的形成与全身代谢性因素和泌尿系统局部因素（感染、尿路淤滞、多囊性病变、肾盏憩室）有关。

结石位于肾乳头者，称为肾实质结石。位于集合系统者，称为肾结石。结石可引起肾盂肾盏损伤、感染和梗阻。最常见于20～40岁青壮年，男性多于女性。多数患者有典型的肾绞痛、血尿、脓尿、晶体尿等表现，若合并有发热、腹部或是肾区疼痛，说明可能合并肾盂肾炎。

输尿管结石大多数为肾结石落入输尿管后不能顺利下行所致。少数在输尿管内形成。自肾脱落的较大结石常停留在输尿管上段，较小的结石常停留在输尿管中下段，更小的结石则多位于输尿管膀胱入口处。三个生理狭窄区是输尿管结石常发生的部位。输尿管结石的形状多呈长圆形或梭形，其长轴与输尿管走行相一致。病理上为输尿管梗阻，黏膜擦伤出血，局部水肿感染，肾积水及肾实质损伤。主要症状为疼痛和血尿。

膀胱结石多见于男性，主要症状为疼痛、排尿中断、血尿及膀胱刺激征。疼痛常向阴茎和会阴部放射。病理上为继发性炎症、溃疡及出血，长期阻塞出口可致膀胱小梁形成。

（二）MRI表现

MRI对肾盏的小结石常显示不清楚。肾盂的较大结石，多表现为长 T_1、短 T_2 信号，尤其以脂肪抑制序列显示清楚。肾盏、肾盂积水扩张表现为长 T_1、长 T_2 信号。

输尿管、膀胱结石 T_1WI、T_2WI 都表现为极低信号。T_1WI 由于与尿液信号相近，常显示不清楚。T_2WI 尿液为高信号，可以显示低信号的结石影。

MRU对大多数泌尿系统结石的部位和结石上下的尿路梗阻扩张情况可进行诊断。MRU显示集合系统全貌，结石为低或无信号病灶，结石上端扩张的尿路含有尿液，在结石顶端或周围包绕形成高信号区显示输尿管梗阻和扩张，梗阻端呈杯口状。

（三）鉴别诊断

泌尿系统结石需要和钙化鉴别。髓质海绵肾钙质沉着于扩张的肾收集管的乳头尖。输尿管结石常位于狭窄处，输尿管结核也有钙化，但同时合并输尿管管壁僵硬、不规则。膀胱结石随体位改变而移动。

【专家指点】

MRU尽管对结石本身显示不佳，但可以清楚显示肾盏、肾盂、输尿管、膀胱有无狭窄或扩张，并能准确定位，尤其对输尿管狭窄和扩张的显示，比静脉肾盂造影、CT更清楚、直接。但小的结石，输尿管梗阻不严重，尿路显示不清，MRU无法诊断。

八、肾脏囊性疾病

肾脏囊性病变是由于肾实质内各段肾小管及集合管发育异常，继而发生扩张造成的。

Ⅰ单纯性肾囊肿

单纯性肾囊肿是最常见的肾脏囊性病变，可能为肾实质内继发性肾小管阻塞扩张或肾盏憩室阻塞所致，也可为退行性改变。

（一）临床表现与病理特征

单纯性肾囊肿多位于皮质，囊菲薄，囊内含有透明浆液，浆液内可含有蛋白，外周有被囊与肾实质分隔，如有感染，囊壁可增厚、纤维化或钙化。多见于中老年人，多无明显症状。囊肿较大时可以压迫邻近的脏器引起相应的症状。囊肿破裂可以出现血尿、腹痛及腹部包块。

（二）MRI表现

肾囊肿的表现与囊液成分有关。一般呈圆形或椭圆形均匀长 T_1、长 T_2 信号，与尿液信号相同，肾实质界面光滑锐利（图4-8）。当囊肿突出于肾轮廓外，其壁显示不清楚。合并出血的肾囊肿 T_1WI 可以为高信号，T_2WI 有时可因为其内部的含铁血黄素而边缘为低信号。单纯性囊肿无强化，当有感染时可有壁强化。

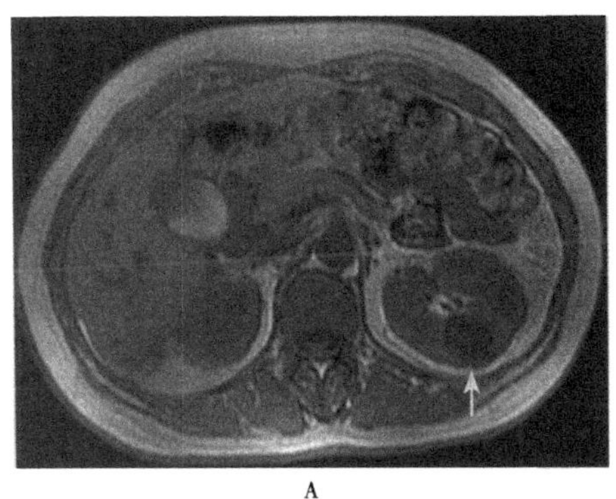

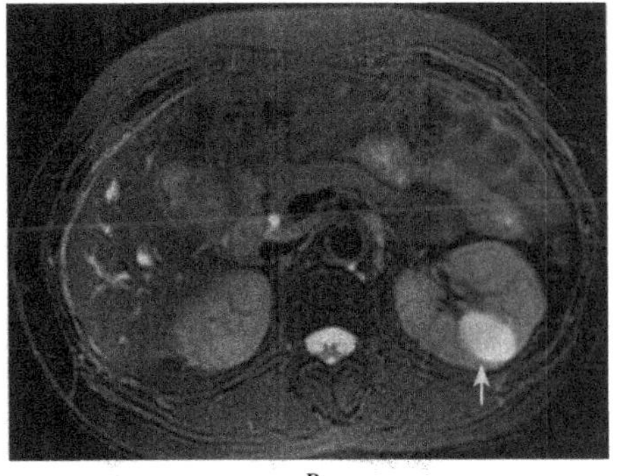

图 4-8　左肾单纯囊肿

A.FSPGR 序列同相位 T_1WI，左肾皮质区见圆形低信号（箭），边界清晰；B.轴面脂肪抑制 T_2WI，左肾皮质区见圆形高信号（箭）

（三）鉴别诊断

囊性肾癌与正常肾分界不清，壁多不规则，明显较肾囊肿厚，囊变区有不规则的分隔或囊内有实质成分存在，在增强扫描时更为明显。若能发现假膜，即可诊断肾癌。肾囊肿壁薄且光滑，且多为弧形。

【专家指点】

当囊肿中有出血、感染或钙化时，即为复杂性肾囊肿。需要和囊性肾癌鉴别，判断内部是否有血流极为重要。复杂性肾囊肿合并感染可见壁强化，囊性肾癌内部有强化。

Ⅱ多囊肾

多囊肾属于染色体遗传性肾脏疾病，分成婴儿型和成人型，以成人型多见。

（一）临床表现与病理特征

多囊肾表现为双肾不对称性增大，肾皮、髓质布满大小不等的囊性病灶，囊肿之间为正常肾组织。肾实质受压萎缩。本病常合并肝脏、胰腺、脾、肺的先天性囊肿以及颅内血管瘤。多见于 40～60 岁，儿童少见。临床上可出现腹痛、腹部肿块及无痛性血尿。可合并感染、结石、肿瘤及破裂出血。部分有高血压及肾功能不全表现。

（二）MRI 表现

多囊肾肾脏形态早期正常，双肾布满大小不等的圆形或卵圆形囊性病灶，呈长 T_1、长 T_2 液性信号。随着病变进展，囊肿增大且数量增多，甚至突出到肾外。肾的体积增大，边缘呈分叶状（图 4-9）。有时囊肿信号不均匀，T_1WI 为高信号，还可在囊肿内形成液-液平面，为囊内出血或感染。增强检查病变无强化，合并感染时可有壁强化。

（三）鉴别诊断

1.与多房性肾囊肿鉴别　多房性肾囊肿是肾脏发育畸形的一种疾病。病变常为多房囊性，残余肾组织在囊肿包膜外，其结构基本正常，囊肿间隔无分泌成熟的肾组织，而多囊肾囊肿之间为正常肾组织。

2.与多发性单纯性肾囊肿鉴别　多囊肾常伴有肾外的囊性病变或颅内血管瘤。

【专家指点】

成人型多囊肾的肾外表现为囊性或非囊性的两类。囊肿还可出现在肝脏、胰腺、脾、肺。非囊性表现为二尖瓣脱垂、结肠憩室和颅内血管瘤。颅内血管瘤在 MRI 的图像上表现为球状的流空血管影。多囊肾患者有条件建议做头部 MRI 或 MRA。

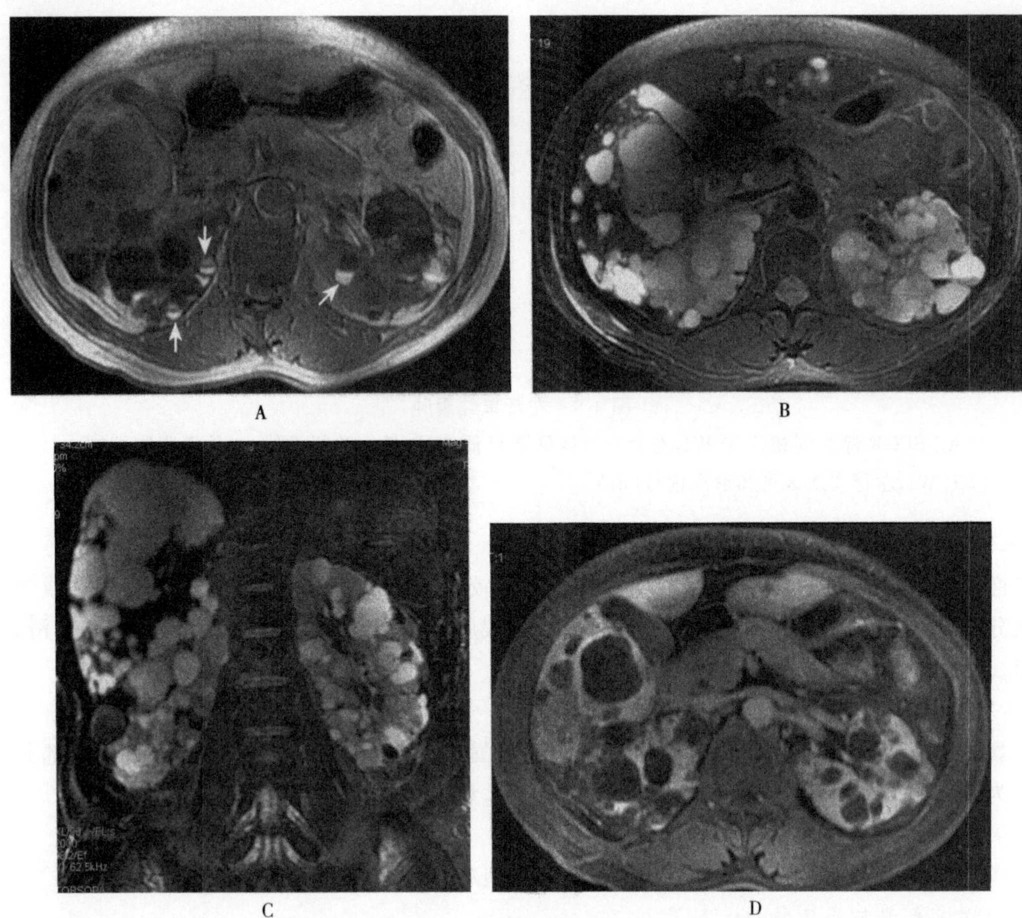

图 4-9 多囊肝多囊肾

A.轴面 T_1WI,双侧肾区多发低信号囊肿病变,部分囊肿内有出血高信号(箭);B.轴面脂肪抑制 T_2WI,肝肾区多发高信号囊肿病变;C.冠状面脂肪抑制 T_2WI,多囊肝多囊肾清晰显示。双肾体积增大,囊性病灶大小不一,信号高低混杂,部分囊性病灶突出肾外;D.FSPGR 增强扫描实质期图像,囊性病灶未见强化,残存肾实质不均匀强化

Ⅲ髓质海绵肾

髓质海绵肾是一种先天性的肾髓质囊性病变,其特征为肾锥体乳头及集合管呈梭形或囊状扩张。

(一)临床表现与病理特征

髓质海绵肾患肾明显缩小,表面凹凸不平,在髓质内出现多发小囊肿,肾皮质均匀变薄,出现逐渐加重的肾小球硬化、肾小管萎缩及肾间质纤维化。本病以女性多见,发病多见于 40～60 岁,多数患者早期无症状或症状轻微,部分伴发感染和尿路结石形成,晚期有肾功能不全的表现。

(二)MRI 表现

MRI 检查对集合管的囊状扩张能作出明确诊断,还可显示髓质海绵肾常见的并发症如感染、阻塞、结石等。MRI 检查 T_1WI、T_2WI 结石都为低信号,但敏感性不高。

(三)鉴别诊断

1.肾钙盐沉积症　为肾集合管内及其周围弥漫性钙盐沉积,病变广泛,但不伴有集合管扩张,常见于肾小管酸中毒、甲旁亢、特发性高尿酸钙等。

2.肾结核病变　不局限于肾乳头部,累及范围广,病灶不规则,可见肾盏虫噬样改变。

3.肾盏内散在小结石与不典型髓质海绵肾鉴别 海绵肾小结石位于肾乳头内，很少大于5mm，位置固定，集合管囊状扩张。肾盏内散在小结石一般没有肾锥体乳头及集合管扩张。

【专家指点】

髓质海绵肾腹部平片肾髓质近乳头部有大小、数量不等的砂粒状小结石，静脉肾盂造影可显示肾脏大小正常或轻度增大，对比剂在乳头或扩张集合管呈放射条纹状、花束状，有确诊价值。CT、MRI 对集合管的囊状扩张能作出明确诊断，还可显示髓质海绵肾常见的并发症如感染和阻塞等。

九、肾脏血管平滑肌脂肪瘤

肾脏血管平滑肌脂肪瘤(angiomyolipoma，AML)为一种错构瘤，是肾脏最常见的良性肿瘤。

(一)临床表现与病理特征

肾脏 AML 内有不同比例的脂肪、肌肉和血管组织三种成分，含量差别很大，多数以脂肪成分为主，少数以平滑肌为主。肿瘤呈膨胀性生长，肾盂肾盏常受压移位，肿瘤内或肾周围常有出血。可发生于任何年龄，以年轻女性多见，部分可合并结节性硬化。临床一般无症状，常于影像学检查而偶然发现。

(二)MRI 表现

肾脏 AML 常位于肾脏包膜下或突出于肾周围，呈圆形、椭圆形或不规则分叶状，边界清楚。肿瘤 MRI 表现取决于其内脂肪与非脂肪成分的比例。MRI 检查对肿瘤内的脂肪成分非常敏感，若肿瘤内脂肪成分较高时，在 T_1WI 呈不均匀高信号，T_2WI 呈高或等信号(图 4-10)。若肿瘤成分以血管平滑肌为主时，很难发现脂肪信号，在 T_1WI、T_2WI 均呈混杂信号，其 MRI 与其他的肾脏实质肿瘤不易鉴别(图 4-11)。有时瘤内可见出血，其随时间演变呈不同的信号特点。脂肪抑制序列肿瘤内的脂肪成分被抑制为低信号，对本病诊断具有特征性，也有利于和肿瘤内出血鉴别。增强检查脂肪成分不强化，血管平滑肌成分于皮质期明显不均匀强化，髓质期及延迟期强化程度减退，与明显强化的肾实质分界清楚。

(三)鉴别诊断

肾脏 AML 主要与肾癌相鉴别。前者肿瘤较小时位于肾实质轮廓线内，肿瘤较大时，肿瘤主体的三分之一甚或二分之一位于轮廓线外，而肾癌一般大部分位于肾轮廓线之内。肾脏 AML 轮廓光整，和肾实质交界面显示清晰，部分病例与肾实质交界平直，而肾癌则常呈较完整的圆形或类圆形。肾脏 AML 无液化坏死，肾癌则常发生液化坏死。肾脏 AML 脂肪抑制 T_2WI 时呈低信号，这是区别于肾癌最具特征性的征象，而肾癌通常呈不均匀高信号。

【专家指点】

1.伴结节性硬化的患者，其患肾脏 AML 常呈双侧多发性，肿瘤大小不一，肾脏体积增大，形态不规则，常合并出血。

2.肾脏 AML 如果瘤体中脂肪成分很少，可以采用 MRI 同反相位来发现微小脂质，从而提高正确诊断的可能。

十、肾脏腺瘤

肾脏腺瘤是肾脏发病第二位的良性肿瘤，仅次于 AML。

(一)临床表现与病理特征

肾脏腺瘤常为多发结节性病灶，位于靠近肾包膜的肾实质，生长缓慢，整个肿瘤被厚的纤维组织包绕。部分病变中央有纤维化或瘢痕。绝大多数的腺瘤体积小，没有明显症状。有时可表现为腹部肿物。具有潜在恶性倾向，偶尔可发生转移。

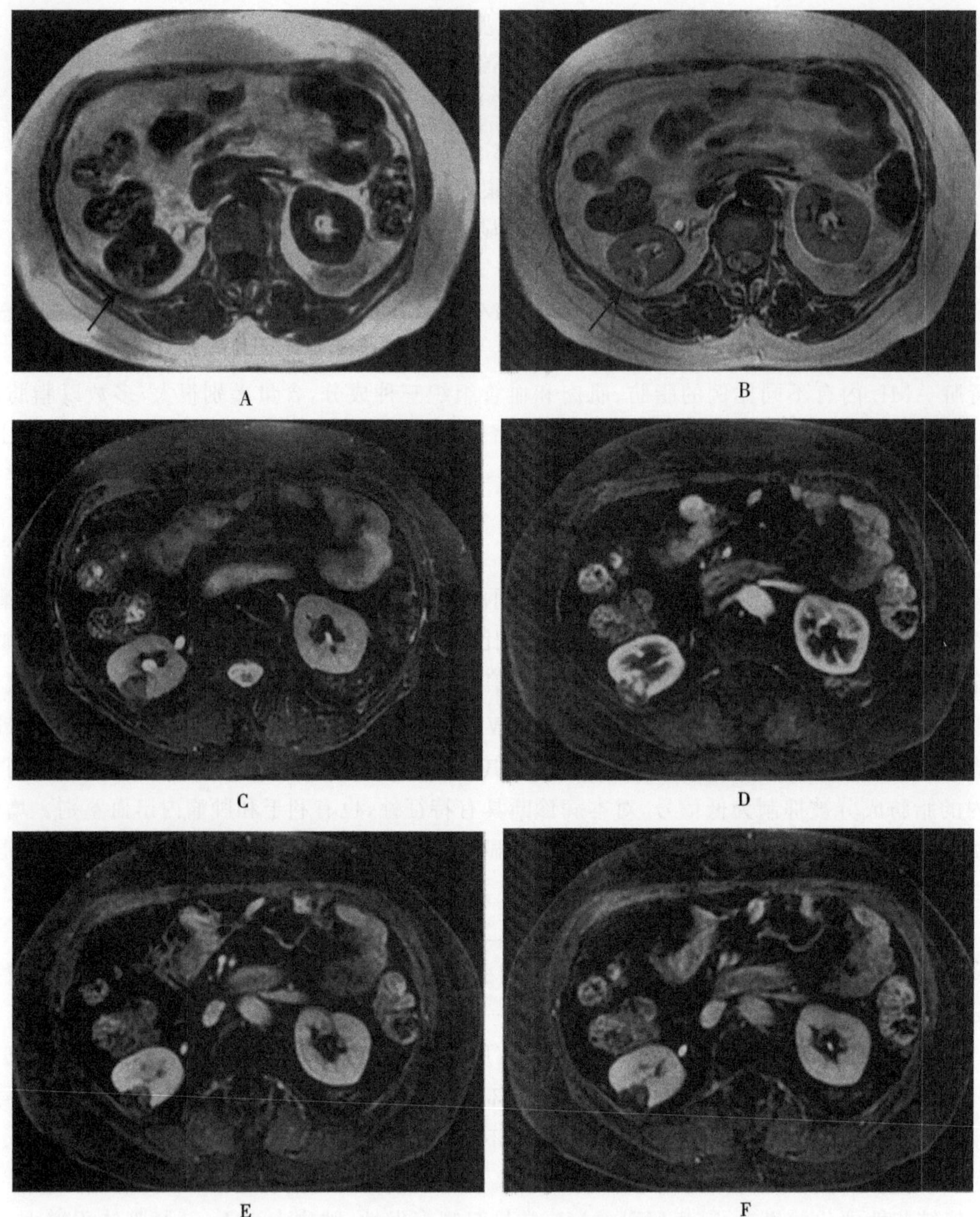

图 4-10 富脂肪型肾脏血管平滑肌脂肪瘤 MRI 表现

A.轴面 T_1WI,右肾下部后外侧可见类圆形软组织肿块,突出于肾脏轮廓外,呈不均匀高信号(箭);B.轴面 T_2WI,病灶呈不均匀高信号,边界清晰(箭);C.轴面脂肪抑制 T_2WI,病灶信号明显降低,低于肾实质信号;D～F.FSPGR 序列动态增强扫描系列图像;D.皮质期,病灶明显不均匀强化;E.髓质期,病灶强化信号下降,低于肾实质;F.分泌期,病灶强化信号明显下降,边界清楚

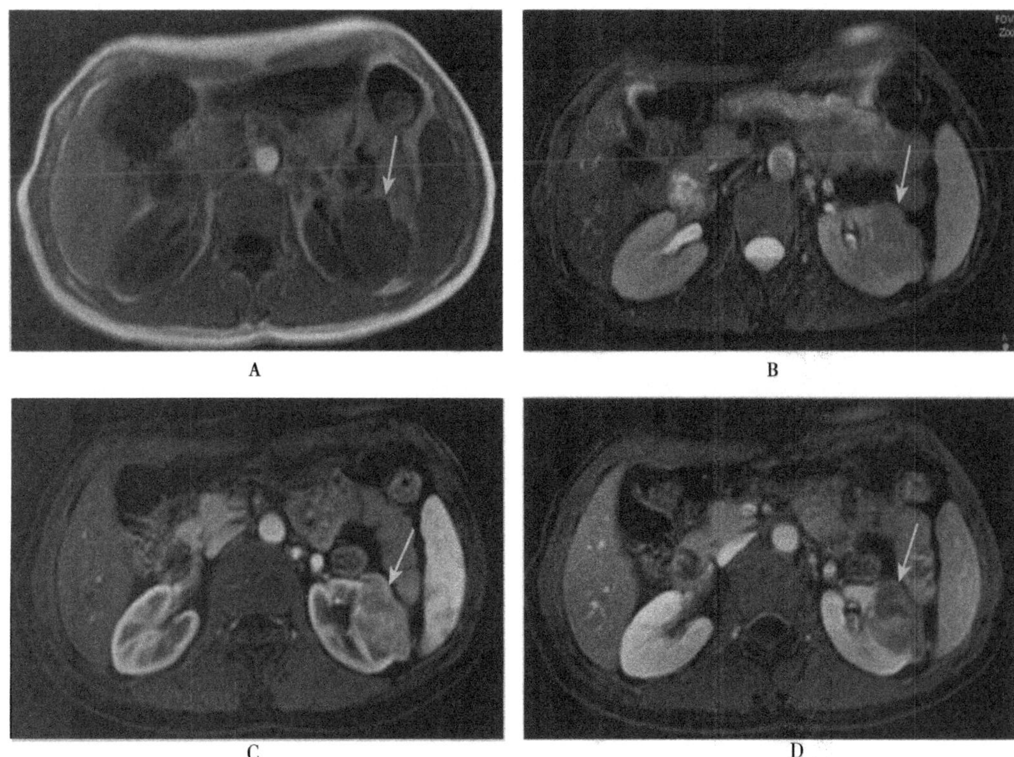

图 4-11 少脂肪型肾脏血管平滑肌脂肪瘤 MRI 表现

A.轴面 T_1WI,左肾中部外侧可见不规则软组织肿块,突出于肾脏轮廓,呈中等均匀信号,未见明显脂肪信号影(箭);B.轴面脂肪抑制 T_2WI,病灶呈等信号(箭);C～D.FSPGR 序列动态增强扫描系列图像:C.皮质期,病灶明显不均匀强化;D.髓质期,病灶强化信号下降,低于肾实质

(二)MRI 表现

MRI 表现等 T_1、等或稍高 T_2 信号,边缘光滑,轮廓清楚,常位于靠近肾包膜的肾皮质。肿瘤中心瘢痕在 T_2WI 上为低信号。瘤内钙化呈明显低信号。合并出血及坏死时,则呈不均匀信号。增强检查,强化不明显。

(三)鉴别诊断

与小肾癌鉴别很困难,但一般认为如果皮质期增强扫描肿瘤强化不明显,则更多倾向于腺瘤。动态增强有助于腺瘤和转移瘤的鉴别,转移瘤强化明显且对比剂消退慢。

【专家指点】

少数肾脏腺瘤血供丰富,与实质性肾癌相似。血管造影可见腺瘤血管走行较直,无肿瘤湖。

十一、肾细胞癌

肾细胞癌又叫肾脏腺癌、肾癌,占肾脏恶性肿瘤第一位。

(一)临床表现与病理特征

肾细胞癌来源于肾小管上皮细胞,多位于肾上极或上极区域,瘤体大小不一,呈圆形、椭圆形。生长缓慢的肿瘤周围常有纤维包膜,生长较快的肿瘤内部多数伴有出血、坏死和纤维化斑块,可侵犯肾静脉、下腔静脉,易远处转移。其病理分型有十余种亚型,以富血供的透明细胞型最多见(>70%),乏血供的乳头状细胞型次之(10%～15%),血供介于两者之间的嫌色细胞型少见(<5%),其他类型罕见。囊性肾癌是肾癌的一种特殊类型,其形成机制为肿瘤内部多房或单房囊型生长、肿

瘤发生坏死囊变或肿瘤起源于单纯性囊肿的囊壁。肾细胞癌发病年龄多在 40 岁以上，男性多见。临床表现为血尿、肿物和疼痛，此外还可有发热、高血压、贫血、高钙血症以及内分泌失调。

（二）MRI 表现

MRI 检查可见圆形、椭圆形或不规则形肾实质肿块，呈浸润性生长，肾盂、肾盏甚至输尿管受累。由于肿瘤内部常有坏死、出血、囊变，使得信号变化很大。与肾皮质相比，T_1WI 为低、等信号，T_2WI 为等、高信号，合并出血，T_1WI 可呈高信号。肾癌周边 T_1WI 和 T_2WI 均为低信号阴影称为假包膜征，被公认为肾癌 MRI 特征之一。由于化学位移伪影的存在，假包膜征在肿瘤内缘显示清楚，外缘难以辨认。MRI 增强扫描，富血供的透明细胞型肾癌于皮质期明显不均匀强化，于髓质期及延迟期强化程度减退(图 4-12)，而乏血供的乳头状细胞型及嫌色细胞型肾癌在各期强化程度较低。

囊性肾癌表现为不规则增厚的囊壁及附壁结节，或囊内分隔粗大，也可见囊内出血(图 4-13)。

MRI 检查可直接显示肿瘤对肾脏周围脂肪的侵犯和肾静脉、下腔静脉的瘤栓，发生瘤栓时，血管内流空信号消失。但 MRI 检查显示肿瘤内钙化的能力较差。

（三）鉴别诊断

1.含脂肪少的肾脏 AML，在 T_2WI 与邻近肾组织界面无线状假包膜，而肾细胞癌却常见假包膜。

2.与复杂性囊肿(囊肿伴出血或感染等)不易区分，但肾细胞癌常有包膜。

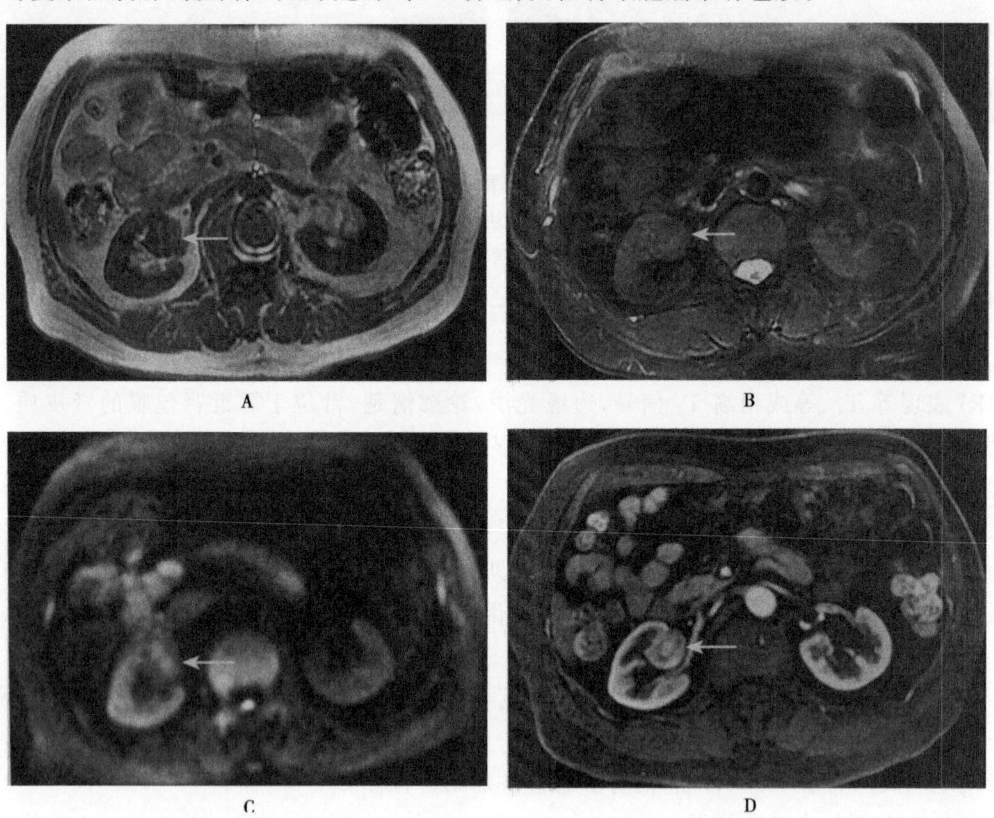

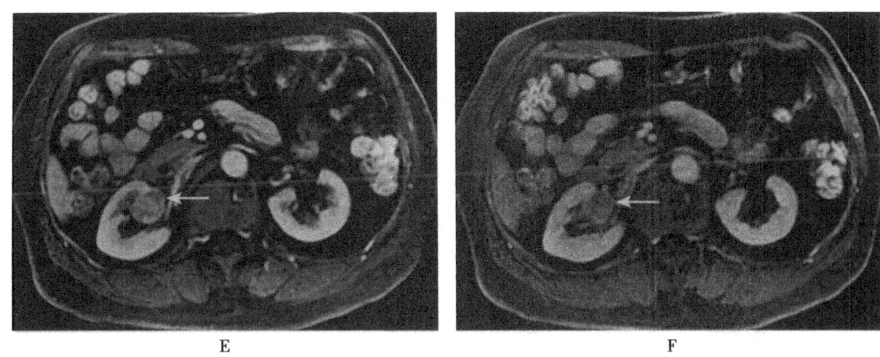

图 4-12　透明细胞型肾癌 MRI 表现

A.轴面 T_1WI,右肾可见类圆形等信号结节(箭);B.轴面脂肪抑制 T_2WI,病灶呈不均匀高信号,外缘可见低信号假包膜(箭);C.轴面 DWI,病灶呈混杂稍高信号(箭);D～F. FSPGR 序列动态增强扫描系列图像,D.皮质期,病灶明显不均匀强化(箭);E.髓质期,病灶内部强化程度减退,低于肾实质(箭);F.分泌期,病灶强化程度进一步减退,周边可见假包膜强化(箭)

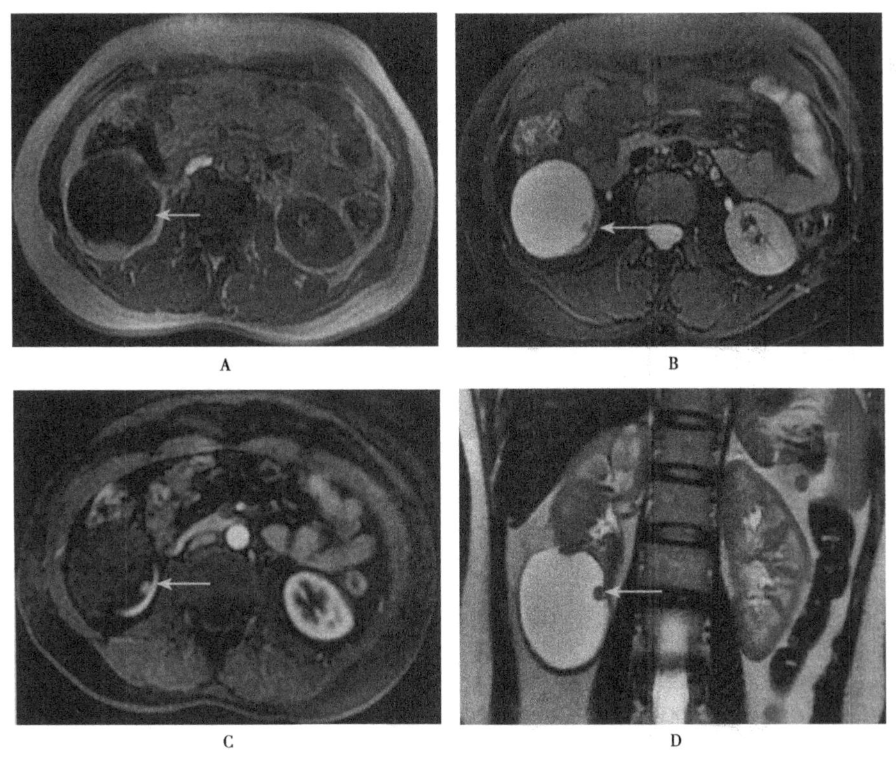

图 4-13　囊性肾癌 MRI 表现

A.轴面 T_1WI,右肾下极可见类圆形囊性占位,囊液呈低信号(箭);B.轴面脂肪抑制 T_2WI,囊液呈高信号,囊壁可见等信号结节(箭);C.FSPGR 序列增强扫描,壁结节明显强化(箭);D.冠状面 T_2WI,右肾下极病灶囊壁厚薄不均,附壁结节呈等信号(箭)

3.晚期肾细胞癌可侵犯肾盂,需要和肾盂移行细胞癌鉴别　肾细胞癌血供比肾盂移行细胞癌丰富,因此强化更明显。肾细胞癌更容易造成肾形态异常,肿瘤更容易坏死。

【专家指点】

1.假包膜征产生的病理基础是瘤周纤维包膜和受压致密的肾组织，其在 T_2WI 显示率高，T_1WI 显示率低。假包膜征有助于判断肾细胞癌的分化程度，即假包膜征显示清楚且较宽，肿瘤的分化程度可能较高；假包膜征未显示或显示极不清楚，则肿瘤的分化程度可能较低。

2.MRI 检查肾细胞癌有时为等信号，极易漏诊，需要注意肾脏的形态改变，肿瘤可以突出肾轮廓之外，或局部皮、髓质显示不清楚，邻近肾盂肾盏受压。

十二、肾母细胞瘤

肾母细胞瘤又称为肾胚胎瘤或 Wilms 瘤，是一种恶性胚胎性混合瘤。

（一）临床表现与病理特征

肾母细胞瘤大多数始于肾包膜下实质。肿瘤呈不规则结节状生长，体积较大，早期就可以出现中央出血坏死，部分瘤内部可有钙化，周围可见假包膜。肿瘤周围正常的肾实质常因为压迫而萎缩。肾脏周围脂肪可受侵犯，肾静脉、下腔静脉可见瘤栓。常合并其他先天性异常，如泌尿生殖系统畸形、神经纤维瘤病。

肾母细胞瘤为儿童腹部最常见的肿瘤，主要见于 7 岁以下儿童，尤其以 6 个月～3 岁儿童多见。偶见于成年人。主要临床表现为腹部肿块，早期肿块位于上腹部一侧，肿瘤可迅速长大，甚至越过中线使腹部膨隆，还可出现气促、畏食、恶病质、腹痛，晚期可见血尿。

（二）MRI 表现

MRI 检查肿瘤体积较大，导致患肾体积也增大。肿瘤呈圆形或类圆形，T_1WI 低信号、T_2WI 高信号，内部可出血、坏死、囊变和钙化，致使信号不均匀。周围可见假包膜为长 T_1、长 T_2 信号影。有时可见腹膜后淋巴结肿大，肾静脉、下腔静脉的瘤栓。

（三）鉴别诊断

肾母细胞瘤主要和神经母细胞瘤鉴别。肾母细胞瘤为肾脏肿瘤，肿瘤中心在肾内，内部信号不均匀。肺转移多见。神经母细胞瘤患儿年龄较大，肾脏外肿瘤，肿瘤中心靠近脊柱，内部信号较均匀，大多数肿瘤内部有钙化，纵隔转移多见。

【专家指点】

肾母细胞瘤偶尔可见成年人，很容易诊断为肾癌，一般来说，肾母细胞瘤肿瘤更大些，发病年龄也比肾癌大些。

十三、泌尿系统移行细胞癌

尿路上皮肿瘤主要分布在肾盂、肾盏、输尿管、膀胱及尿道，多数为移行细胞癌，少数为鳞癌，腺癌最少见。

（一）临床表现与病理特征

肾盂、输尿管、膀胱移行细胞癌发病年龄以中老年多见，男性多于女性。病理有多中心发病的特点，分为乳头状上皮癌和非乳头状上皮癌两种。非乳头状上皮癌更具有侵犯性。

肾盂移行细胞癌起源于肾盂、肾盏黏膜，大多数肿瘤生长缓慢，有反复发作的无痛性血尿，部分患者伴有腹痛或腰痛。当发生或累及肾盂、输尿管时，引起尿路梗阻，可继发肾积水。尿液标本中可检出恶性细胞，或逆行活检时找到肿瘤细胞。

输尿管移行细胞癌大部分位于输尿管下段，可以多发或孤立存在，或者由肾盂肿瘤蔓延或种植形成，也可由膀胱肿瘤向上蔓延而来。输尿管壁有丰富的淋巴管及毛细血管网，管壁薄，有利于癌肿腹膜后扩散和转移。

膀胱移行细胞癌以膀胱三角区和两侧壁多见，主要症状是无痛性肉眼血尿，合并感染可有尿频、尿急和尿痛等膀胱刺激症状。如血块阻塞膀胱出口，则出现排尿困难。后期由于肿瘤引起肾积水，还可出现耻骨上方疼痛和腹痛。膀胱癌确诊依靠膀胱镜及活检，影像检查是其补充。

（二）MRI 表现

肾盂移行细胞癌的影像学常表现为肾盂浸润型、肾盂壁增厚和肾盂内肿块。当肾盂移行细胞癌肿瘤较小时，MRI 检查直接显示肿瘤比较困难，部分患者可有肾盂、肾盏积水。当肿瘤较大时，可直接显示肿瘤，表现为肾窦区肿块，T_1WI 信号强度略高于尿液，T_2WI 信号强度则低于尿液。肿块周围肾窦受压，病灶大者可致其完全消失，肿物侵入肾实质。增强扫描肿块轻度强化，延迟扫描到肾盂、肾盏被造影剂充盈时，能清楚显示肿瘤造成的充盈缺损（图 4-14）。MRU 能够显示肿瘤本身及肾盂内充盈缺损，梗阻端的改变及肾盂肾盏扩张程度。

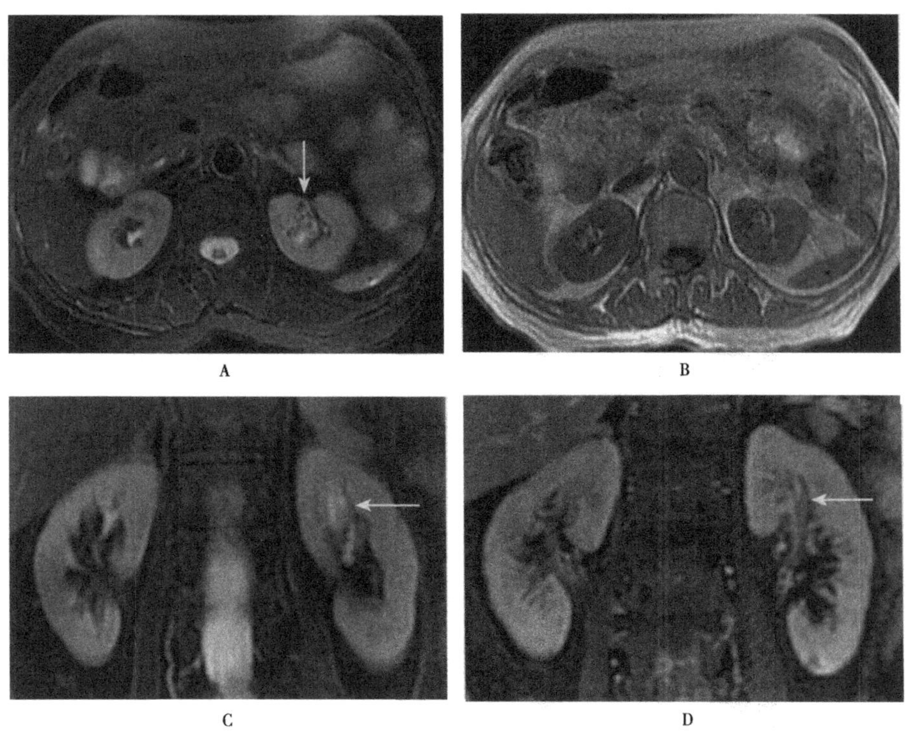

图 4-14　肾盂癌 MRI 表现

女，67 岁，无痛性肉眼血尿 1 个月。A.轴面 FSE FS T_2WI 显示左肾盂肿物，信号不均匀（箭）；B.轴面 FSPGR T_1WI，左肾盂肿物的信号强度与肾实质接近，不易辨认，但比较发现两肾上部结构不对称，左侧肾窦内脂肪信号被部分取代；C.冠状面 FSE FS T_2WI，左肾盂肿物呈稍高信号（箭）；D.轴面 FSPGR FS T_1WI 增强扫描，左肾盂肿物中等程度异常强化（箭）

肾脏动态增强扫描，肾实质期显示病变的能力要明显优于肾动脉早期，排泄期的延迟扫描可根据肾盂内充盈缺损、周围对比剂的分布情况判断有无肾盂外、肾实质受累及更清楚显示肾盂、肾盏内肿瘤。

输尿管移行细胞癌 MRI 检查可见输尿管突然梗阻截断，在梗阻部位发现输尿管腔内或突出腔外软组织肿块，肿物在 T_1WI 为等信号、T_2WI 为等或稍高信号，并可以发现输尿管壁增厚以及有无输尿管周围侵犯。输尿管远端癌常蔓延至膀胱入口，表现为膀胱壁不规则充盈缺损。增强检查肿块轻度强化。MRI 检查可以清楚显示肿瘤有无淋巴结转移。

在膀胱周围脂肪信号和腔内尿液的对比下，膀胱癌可清楚显示，表现为病变处自膀胱壁突向腔内肿块和(或)膀胱壁局限性不规则增厚,常位于膀胱侧壁和三角区,T_1WI 肿瘤的信号强度类似于正常膀胱壁,低于周围脂肪信号,肿瘤在 T_2WI 为中到高信号,明显高于正常膀胱壁。当膀胱癌发生壁外侵犯时,表现病变处膀胱壁外缘不清楚,周围脂肪信号不均匀。肿瘤还可进一步侵犯周围器官:精囊受累时,精囊角消失,受累精囊增大;侵犯前列腺时使之变形;肿块还可包绕子宫和直肠。MRI 还可以清楚显示肿瘤有无盆腔和腹主动脉周围淋巴结转移。Gd-DTPA 增强检查,肿瘤强化且强化程度明显高于正常膀胱壁,可以进一步明确肿瘤的范围和侵犯程度以及协助肿瘤分期。

MRU 可显示集合系统全貌及肿瘤致输尿管充盈缺损和梗阻。梗阻段表现多样,典型征象为不规则虫蚀样充盈缺损,伴有软组织肿块影。梗阻段以上输尿管明显扩张。癌肿可沿集合系统延伸,表现为较长的弥漫性充盈缺损。

(三)鉴别诊断

1.输尿管梗阻如果为腔内堵塞,应与常见的凝血块、阴性结石、息肉鉴别 肿瘤与前两者的鉴别,增强扫描有很大帮助,结石、凝血块不增强,而肿瘤明显增强。息肉常多发,边缘光滑,MRU 表现为边缘清楚光滑的多个或单个充盈缺损,增强扫描有明显增强,与局限于腔内的肿瘤鉴别非常困难。

2.不同组织类型的输尿管肿瘤影像鉴别困难,但移行细胞癌最多见,且有多发倾向,对泌尿系多发肿瘤,特别是伴有膀胱或肾盂肿瘤者,应首先考虑尿路移行细胞癌。

3.输尿管炎症造成的狭窄段比较长,与正常的输尿管呈移行性。

4.慢性膀胱炎可见膀胱壁弥漫性增厚,有时膀胱内见到气体及气液平面,化验可见白细胞增高。

【专家指点】

1.正常输尿管在 MRU 上不能完整显影,呈断续的细线状或波浪状,粗细不等,宽度不超过 4mm。若输尿管腔径超过 5mm 或肾小盏正常杯口消失呈模糊的圆形或圆球形,则认为有尿路梗阻存在。

2.MRI 检查能清楚显示泌尿系统移行细胞癌,以及肾内有无侵犯、肾周围及邻近器官、区域淋巴结有无转移,并能进行准确分期,但其难于取得连续性影像,而 MRU 具有可观察连续性泌尿系统全貌的优点,尤其是多器官发病的尿路上皮肿瘤理想的检查手段。

十四、泌尿系统创伤

肾脏解剖位置深在,周围结构保护良好,一般不易伤及。当猛烈的外界暴力,可伤及肾脏,大多数为复合伤。病肾,尤其是肾积水往往比健康的肾脏更易损伤。输尿管损伤比较少见,最常见因素是医源性损伤,外伤性最易损伤部位为肾盂输尿管移行处。膀胱损伤多由直接暴力或骨折刺破所致,膀胱充满尿液时,下腹部直接暴力会引起膀胱破裂。

(一)临床表现与病理特征

泌尿系统创伤包括挫伤和破裂伤,以钝伤多见。肾脏外伤主要临床表现为镜下或肉眼血尿,肾区及腹部疼痛,可放射到腹股沟区。严重者可有血压下降、休克,少数患者可有肠梗阻。输尿管损伤尿液在腹膜后间隙形成尿瘤,多位于输尿管或肾盂周围,也可合并感染,如尿性腹膜炎。膀胱损伤可有血尿、尿痛或无尿。

(二)MRI 表现

肾脏挫伤时体积增大,呈弥漫性长 T_1、长 T_2 信号,皮髓质界限不清楚,肾脏破裂伤表现实质连续性中断并且肾内或肾周围血肿,其信号与出血时间有关。如果累及收集系统可见尿液外渗。

MRI 检查不易直接显示输尿管损伤,但对尿外渗观察更为准确,表现为长 T_1、长 T_2 信号,尿瘤壁薄,增强无强化。漏出的尿液如果混有血液,MRI 表现为混杂信号或尿液中可见液平。

膀胱挫伤表现为膀胱壁增厚，T_2WI 信号增高，有时也可见膀胱壁内出血。膀胱破裂伤在 MRI 可看到膀胱的低信号环中断，尿液进入盆腔或腹腔。

（三）鉴别诊断

肾内肿瘤出血多伴有假包膜，肾脏亚急性出血则没有。

【专家指点】

MRI 对泌尿系统挫伤或亚急性出血以及腹腔积液比 CT 更敏感。

十五、肾脏血管性疾病

肾脏血管性疾病主要是指肾动脉、静脉的病变。肾动脉狭窄为最常见的肾脏血管性疾病。

（一）临床表现与病理特征

肾动脉狭窄是指大动脉炎、动脉粥样硬化及纤维结构发育不良等原因引起的肾动脉起始部、肾动脉主干或其分支的狭窄。患者血压明显升高，尤其是舒张压明显增高。

肾动脉瘤是由于动脉壁的中层或弹力层缺陷所致。常分为真性和假性两种。真性动脉瘤有动脉壁，假性动脉瘤则无动脉壁，其壁由动脉周围组织和机化的血肿形成。动脉瘤破裂可形成大出血。

肾静脉血栓形成是由于肾静脉主干及分支内的血液凝固形成血栓，造成肾静脉狭窄或阻塞。儿童多因为重度脱水引起血液浓缩所致，成人多为血液凝固障碍病变、产后、肾病综合征等引起。早期肾静脉血栓形成，但管腔仍通畅，可为蛋白尿。后期肾静脉阻塞，可出现腹痛、蛋白尿、少尿、血尿等。

肾梗死是指肾动脉或肾段动脉阻塞，肾脏血流中断，肾实质因缺血而发生的坏死。梗死早期由于血液灌注减少，主要表现为肾小管缺血性损伤，进一步实质缺血坏死，可合并出血。晚期主要表现为梗死区纤维化、瘢痕形成，肾体积减小。常见原因有血管内栓子，局部血栓形成，肾动脉夹层。肾梗死范围较小时，患者可以无明显症状。肾梗死范围较大时，可出现腰痛、血尿和高血压等症状，严重时可出现急性肾衰竭。

（二）MRI 表现

肾动脉狭窄 MRI 检查可清楚显示肾动脉狭窄后缺血性肾萎缩，表现为肾脏体积变小，肾皮质变薄，但肾形态基本正常。皮、髓质分界清楚，各加权像无异常信号。MRA 可见双侧肾动脉主干及分支狭窄。

肾动脉瘤 MRI 检查可见肾动脉局限性扩张，肾动脉瘤相对应的肾实质萎缩。MRA 可见肾动脉瘤瘤体多为囊状，膨出于肾动脉管壁之外，其边缘光滑，瘤体远侧的血管变细。

肾静脉血栓形成 MRI 检查肾静脉或下腔静脉流空信号消失，腔内血栓表现为等或短 T_1、等或长 T_2 信号，管腔增粗，血栓引起急性肾静脉闭塞，导致实质水肿呈长 T_1、长 T_2 信号，体积增大。增强及 MRA 可见肾静脉或下腔静脉血栓形成的充盈缺损。

肾梗死由于缺乏血液灌注，T_1WI、T_2WI 均表现为低信号，T_1WI 也可以为等信号，皮髓质界限不清楚，梗死区呈尖向内、底靠肾表面的楔形。少数患者合并出血，T_1WI、T_2WI 均表现为高信号。增强扫描梗死区无强化。残留的肾实质比对侧肾实质强化明显。MRA 可见肾动脉或分支呈完全或不完全截断或充盈缺损，远侧肾动脉不显影。

（三）鉴别诊断

1.肾动脉狭窄导致的肾萎缩需要和其他原因引起的肾萎缩鉴别　如高血压性、肾结核性及尿路梗阻性肾萎缩，血管造影有决定意义。

2.肾脓肿和肾多发小梗死灶相鉴别　前者多见于青壮年，有发热史，病灶形态多为圆形，动态检查肿块减小或消失。

3.较大的肾动脉瘤合并血栓时有时和肿瘤不易区分，动态增强可以明确诊断。

【专家指点】

1.肾动脉狭窄增强检查有时可见肾皮质边缘明显强化，即皮质边缘征，为肾缺血后肾包膜血管侧支供血的表现。

2.弥散成像可以反映水分子的运动变化，肾动脉狭窄引起皮质血流灌注减少，表现为表面弥散系数下降。

3.肾动脉造影可以明确血管性疾病诊断，但是肾动脉造影检查需要使用对比剂，这会加重肾功能不良，所以应该慎重使用。

第四节　肾上腺常见疾病 MRI 表现

肾上腺是人体重要内分泌腺，由皮质、髓质和基质构成。肾上腺皮质分泌醛固酮、皮质醇，髓质则分泌儿茶酚胺。肾上腺病变分为三种类型即肾上腺亢进性疾病、功能低下性疾病和非功能病变。其中肾上腺功能亢进性疾病最为常见，其包括 Cushing 综合征，原发性醛固酮增多症和嗜铬细胞瘤。

一、Cushing 综合征

Cushing 综合征又称皮质醇增多症，是最常见的肾上腺疾病，是由于多种病因致使肾上腺皮质长期分泌过量皮质醇引起。

（一）临床表现与病理特征

Cushing 综合征根据病因分为三种类型：垂体性、异位性和肾上腺性。前两者是由于垂体肿瘤、增生或其他部位肿瘤分泌过多促肾上腺皮质激素所致，造成双侧肾上腺增生，后者包括肾上腺皮质增生、腺瘤和皮质癌。Cushing 综合征最常见于中年女性。典型症状为向心性肥胖，满月脸，还有多毛、高血压、月经不规律及骨质疏松。

（二）MRI 表现

肾上腺皮质增生多为双侧性，分为肾上腺弥漫性增生和肾上腺结节性增生，前者多见，显示双侧肾上腺弥漫性增大，侧肢厚度大于 10mm 和(或)面积大于 $150mm^2$。增大的肾上腺边缘光滑并保持正常形态，增生的肾上腺 T_1WI 呈等信号，T_2WI 呈稍高信号，脂肪抑制呈稍高信号。结节性增生除弥漫性增生所示双侧肾上腺增大，还可显示增大肾上腺边缘有一些小结节。MRI 增强扫描时可表现为一定程度的均匀强化(图 4-15)。

肾上腺皮质腺瘤多表现为肾上腺孤立肿块，其长轴与肾上腺长轴或侧肢走行方向一致，T_1WI 呈等信号，T_2WI 呈稍低信号，且信号均匀，呈类圆形或椭圆形，边界清楚，有完整包膜。包膜 T_1WI、T_2WI 均呈环形低信号。肿块同侧残存肾上腺及对侧肾上腺萎缩性改变。增强检查肿块有轻到中度强化。肾上腺皮质腺瘤最重要的特征为细胞内脂肪的存在，因此化学位移法成为肾上腺瘤诊断的可靠技术，表现为在反相位图像信号明显降低(图 4-16)。

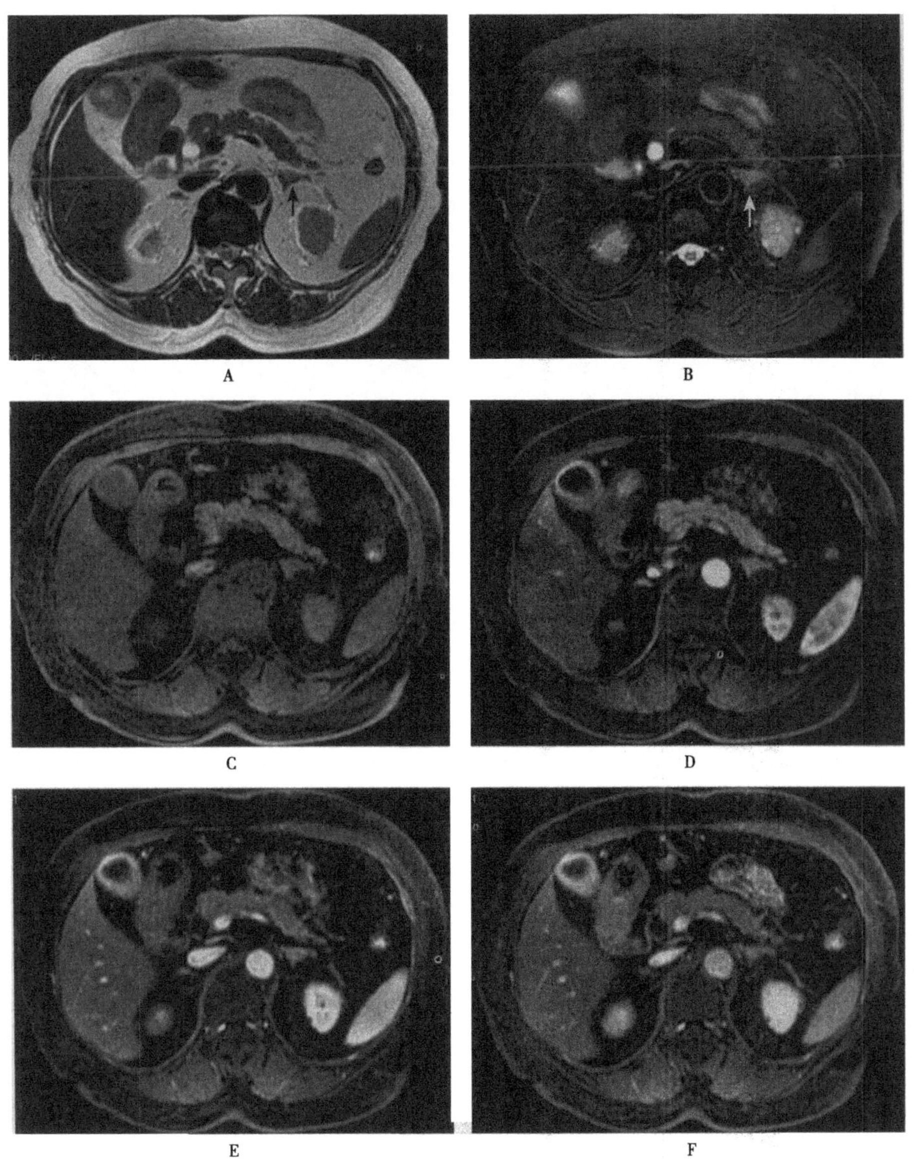

图 4-15 **肾上腺增生 MRI 表现**

A.轴面 T_2WI,左侧肾上腺体部弥漫性增厚,呈均匀稍低信号(箭);B.轴面脂肪抑制 T_2WI,增生病灶呈稍高信号(箭);C～F.FSPGR 序列轴面动态增强扫描系列图像;C.蒙片;D.动脉期,增生的肾上腺明显强化,信号均匀;E.静脉期,增生的肾上腺中等程度强化;F.分泌期,增生的肾上腺强化信号减低

肾上腺皮质癌 MRI 检查表现为肾上腺区较大肿块,冠状面和矢状面有利于确定其为肾上腺来源,肿块呈圆形、类圆形或不规则形,信号不均匀,若瘤内有出血,则其信号强度随时间而异。对侧肾上腺萎缩性改变。增强检查肿块不均匀强化。当肿块侵犯下腔静脉时,其内流空信号影消失。MRI 可较早期发现腹膜后和脊柱、肝脏等转移灶。

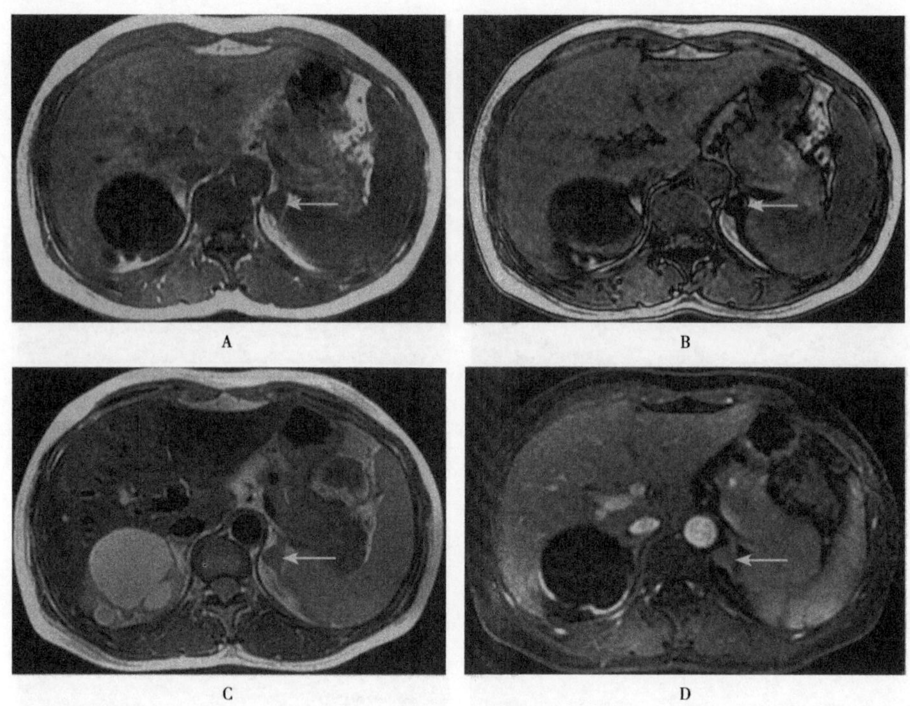

图 4-16 肾上腺腺瘤 MRI 表现

A.同相位 T_1WI，病灶内可见结节状稍低信号，边界清晰(箭)；B.反相位 T_1WI，病灶信号强度明显降低(箭)；C.轴面 T_2WI，病灶信号高于肝脏信号，呈中等信号强度(箭)；D.增强扫描静脉期轴面，病灶呈中等均匀强化(箭)

(三)鉴别诊断

1.肾上腺结节性皮质增生　在双侧肾上腺增大的基础上在一侧或双侧腺体上多发结节，结节一般小于 1cm，无包膜。肾上腺皮质腺瘤有完整包膜，一般为单发，体积比增生结节大。肿块同侧残存肾上腺及对侧肾上腺萎缩性改变。

2.肾上腺皮质癌　病变较大，边界不规则，常有出血、坏死，其内脂肪很少或不含脂肪，可侵犯周围结构或远处转移。肾上腺皮质腺瘤多较小，信号基本均匀，其内脂肪较多。

【专家指点】

1.肾上腺皮质腺瘤和皮质癌由于肿瘤自主分泌皮质醇，从而反馈性抑制促肾上腺皮质激素的分泌，造成非肿瘤部位肾上腺萎缩。

2.肾上腺皮质腺瘤几乎所有患者均合并肝脏脂肪浸润。

二、原发性醛固酮增多症

原发性醛固酮增多症又称为 Conn 综合征，是体内醛固酮分泌增多引起肾素分泌增加的综合征。

(一)临床表现与病理特征

原发性醛固酮增多症原因多为肾上腺皮质原醛腺瘤，少数是原醛性皮质增生。醛固酮和肾素常升高，可造成水钠潴留和血容量增加，临床表现为高血压、低血钾、肌无力和夜尿增多。

(二)MRI 表现

肾上腺皮质原醛腺瘤的 MRI 检查可见肾上腺小肿块，边界清楚，有包膜。其信号类似肝脏，内可见脂肪信号。增强检查，肿块发生强化，且常出现环形强化，中心部位强化比较弱。梯度回波序列的同相位和反相位成像技术，由于肿块含有脂质，反相位时其信号强度明显减低。

肾上腺原醛性皮质增生可为弥漫性或结节性，以弥漫性为多见，增生的腺体较大，外缘膨隆，肢体较粗。

（三）鉴别诊断

1.原发性醛固酮增多症和皮质醇腺瘤相比，瘤体较小，直径多在 1cm 左右。皮质醇腺瘤相对略大，同侧残存肾上腺及对侧肾上腺萎缩性改变。

2.肾上腺原醛性皮质增生和 Cushing 综合征的肾上腺皮质增生影像学较难鉴别，主要依靠临床和实验室资料，一般来说，肾上腺原醛性皮质增生其内脂肪较 Cushing 综合征的肾上腺皮质增生多，肾上腺原醛性皮质增生多见于儿童。

【专家指点】

1.肾上腺皮质原醛腺瘤 CT 值比较低，平扫有时和囊肿不易区分，MRI 可以较好区分，并且 Conn 综合征增强后有强化，囊肿无强化。

2.肾上腺皮质原醛腺瘤一般都很小，因此最好用薄层 MRI 检查。

三、嗜铬细胞瘤

嗜铬细胞瘤是一种产生儿茶酚胺的肿瘤，起源于肾上腺、交感神经节或其他部位的嗜铬细胞。

（一）临床表现与病理特征

嗜铬细胞瘤 90%发生在肾上腺的髓质。嗜铬细胞瘤多为良性，血运丰富，肿瘤体积大，常有出血，以 20～40 岁多见。典型临床表现为高血压和代谢性改变。化验检查尿中香草基扁桃酸及 3-甲氧基肾上腺素的测定有诊断意义，常有血糖升高、甲状腺功能亢进等内分泌改变。

（二）MRI 表现

嗜铬细胞瘤瘤体较大，MRI 检查表现颇具特征性，T_1WI 上信号强度类似肌肉，比肝脏低，T_2WI 由于富含水分和血窦呈明显高信号，强度甚至可高于脂肪。肿瘤内部容易囊变、坏死，肿瘤内不含脂肪。增强检查时肿瘤实体部分发生明显强化，早期呈网格状或多房样强化，延迟扫描信号逐步升高趋于均匀，坏死、囊变不强化。

（三）鉴别诊断

1.肾上腺腺瘤　有包膜，同侧残存肾上腺及对侧肾上腺萎缩性改变，嗜铬细胞瘤瘤体较大，有坏死、囊变、出血，T_2WI 呈特异性高信号。

2.肾上腺皮质癌　瘤体积大，也可有坏死、囊变，但强化程度不如嗜铬细胞瘤。

【专家指点】

1.MRI 检查肿瘤 T_2WI 明显高信号是嗜铬细胞瘤特征性表现。

2.肾上腺髓质多由肾上腺头部发生，故早期髓质肿瘤未受累的尾部（由皮质构成）仍保持原有的尖角形状，而皮质肿瘤早期主要累及体部或尾部。

四、肾上腺功能低下

（一）临床表现与病理特征

肾上腺功能低下分为急性和慢性。急性肾上腺功能低下多由肾上腺出血所致。可造成肾上腺功能衰竭死亡，常见原因是应激状态，如手术、外伤或烧伤。临床表现为腹痛、呕吐、出汗、无力或低血压。

慢性肾上腺功能低下根据病因又分为肾上腺型和垂体型。肾上腺型的主要病因为自身免疫性疾病，主要病理改变是皮质纤维化，双侧肾上腺萎缩，即侧肢厚度和面积均变小，但仍维持正常肾上腺形态信号，其次为肾上腺结核。垂体型是由于垂体腺叶功能低下所致。最常见的原因是产后大出血。此外还可见于垂体肿瘤、下丘脑附近肿瘤、脑膜炎和颅脑外伤等。慢性肾上腺功能低下临床表现体重减轻，皮肤发黑。

（二）MRI 表现

急性肾上腺功能低下肾上腺出血表现为肿块，其信号强度取决于出血时间，随诊可见病变逐渐减小。

慢性肾上腺功能低下早期双侧肾上腺增大，边界不清楚，中央坏死，增强检查边界强化，晚期肾上腺萎缩，即侧肢厚度和面积均变小，但仍维持正常肾上腺形态信号。由肾上腺结核引起可见肾上腺皮髓质皆受累，主要表现为结核结节或干酪样坏死，干酪样表现为双侧肾上腺肿块，形态常不规则，信号不均匀，T_1WI、T_2WI 主要为低信号，钙化为极低信号。

垂体型肾上腺功能低下如果由鞍区产后大出血引起，可见空蝶鞍，垂体高度变扁，低于正常值。垂体或鞍区肿瘤所致者可见蝶鞍扩大和（或）鞍内鞍上肿块。

（三）鉴别诊断

一些慢性消耗性疾病也可见肾上腺萎缩，主要依靠实验室检查。影像学检查有时可以发现引起肾上腺萎缩的病因。

【专家指点】

肾上腺功能低下化验检查起非常重要的作用，而 MRI 检查最常见的原因是临床和化验检查已怀疑或确定肾上腺功能低下性病变，检查目的是进一步明确病变的位置、大小。

五、神经母细胞瘤

神经母细胞瘤是由未分化的交感神经母细胞构成的一种肿瘤，居儿童肾上腺恶性肿瘤的首位。

（一）临床表现与病理特征

神经母细胞瘤绝大多数起源于肾上腺髓质。肿瘤体积较大而软，可有出血、坏死或钙化。其高度恶性，生长快转移早，多见于肝、骨、颅、淋巴结等多部位转移。本病多发于 4 岁以下的儿童。临床症状主要为发热、贫血、腹块。部分肿瘤有分泌儿茶酚胺的功能，患者可有高血压、心悸等表现。

（二）MRI 表现

肿瘤一般较大，呈圆形或不规则形，境界尚清晰，易越过中线生长，不仅压迫还包绕周围血管，易发生出血、坏死、钙化及囊变，在 T_2WI 为混杂信号。增强扫描呈不规则强化。转移多见于骨、肝、颅、淋巴结，而肺转移较少见。

（三）鉴别诊断

1.肾母细胞瘤伴肾脏结构异常　瘤体可位于肾脏的任何部位，神经母细胞瘤则肾脏正常，可推挤移位。

2.肝母细胞瘤　可使肾脏向下推移，但程度相对较轻，瘤体与肝脏紧密相连。

【专家指点】

神经母细胞瘤包绕血管生长的特点与其他腹膜后肿瘤仅压迫血管的生长方式不同。

六、肾上腺骨髓脂肪瘤

肾上腺骨髓脂肪瘤，又称为肾上腺髓质脂肪瘤，可能是由于皮质单核-吞噬细胞化生或迷位的胚胎残基的异常发育所致。

（一）临床表现与病理特征

肾上腺骨髓脂肪瘤由脂肪组织和不同比例的岛状骨髓样造血组织共同构成，大部分肿瘤有假包膜，系肿瘤被残存的肾上腺皮质和肾上腺包膜包绕而成。肿瘤恶变极少，较大肿瘤常有出血、钙化或骨化等改变。临床多无症状，当肿瘤较大时压迫邻近器官可引起腰背痛。

(二)MRI 表现

MRI 检查可见肾上腺圆形或类圆形边界清晰的肿块，肿块信号不均，其内脂肪组织在 T_1WI、T_2WI 均为高信号，依脂肪与骨髓等组织成分的比例不同，显示不同的 T_1WI 高、等混杂信号，于 T_2WI 扫描时肿瘤内脂肪信号与腹内及皮下脂肪相同，较 T_1WI 信号有所下降，应用脂肪抑制技术可降低瘤内脂肪组织的信号强度。增强检查非脂肪信号呈中等强化(图 4-17)。

(三)鉴别诊断

巨大的肾上腺骨髓脂肪瘤有时需要和肾脏 AML 或腹膜后的脂肪肉瘤、畸胎瘤相鉴别，关键在于定位。

【专家指点】

肾上腺骨髓脂肪瘤一般内分泌无异常，是一种无功能性良性肿瘤。

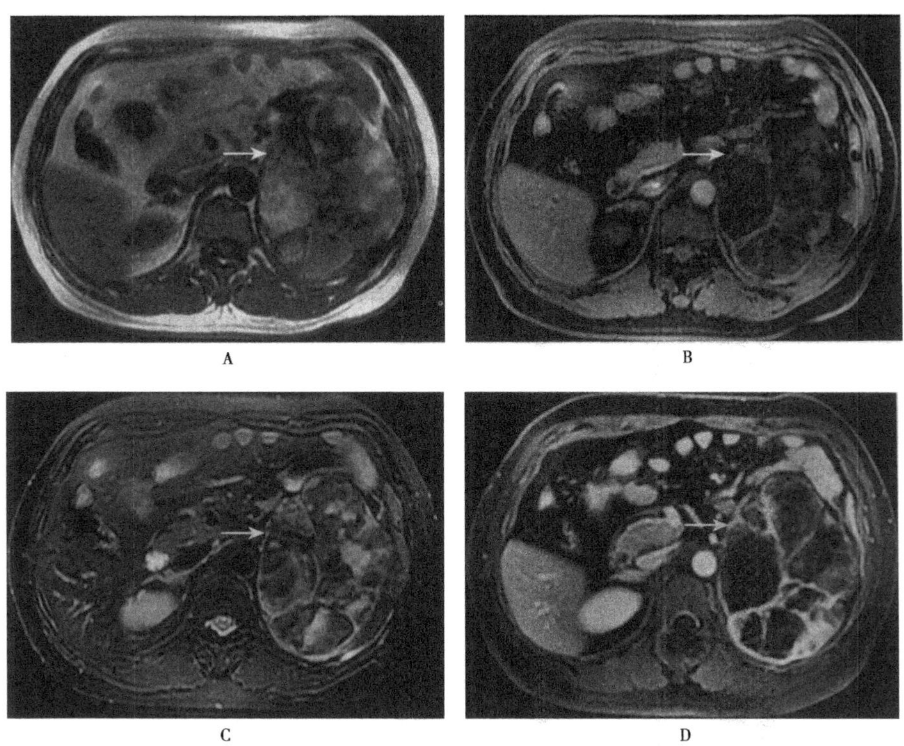

图 4-17　肾上腺骨髓脂肪瘤 MRI 表现

A.轴面 T_1WI，左侧肾上腺区可见混杂高信号肿块，边界清晰(箭)；B.轴面脂肪抑制 T_1WI，左侧肾上腺区病灶信号明显减低，考虑病灶含有脂肪成分，其内可见不规则分隔(箭)；C.轴面脂肪抑制 T_2WI，病灶呈混杂高信号(箭)；D.FSPGR 序列增强扫描，病灶明显不均分强化，可见分隔样强化(箭)

第五节　腹膜后常见疾病 MRI 表现

腹膜后腔脂肪组织丰富，有良好的自然对比度。MRI 软组织对比度好，可以直接获取多方位成像，可清楚地显示腹膜后正常结构和病变的大小、范围及毗邻关系，对判断病变起源有较大帮助，也可进行较为准确的术前评估，帮助临床分期和判断预后，还可以作为手术后随访的手段，对穿刺活检途径的确定也有指导意义。

一、腹膜后脓肿

(一)临床表现与病理特征

腹膜后脓肿多继发于周围组织器官的感染，如腹膜炎症、十二指肠穿孔、椎体脊髓炎、阑尾炎、出血性胰腺炎、十二指肠溃疡、胃溃疡等，病变破入腹膜后间隙直接扩散形成脓肿。临床表现为下腹部、腰背部、大腿等部位疼痛以及发热、白细胞增多等。

(二)MRI 表现

脓肿壁 T_1WI 信号稍微低于肌肉.脓液呈更低信号，T_2WI 可见脓液为明显高信号。脓肿壁外受累组织水肿，T_2WI 为较高信号。脓肿腔内若有气体则可见气液平面，增强扫描肉芽组织壁可以强化。

MRI 检查有时可以发现引起脓肿的原发病的改变，如急性坏死性胰腺炎的胰腺弥漫性坏死区。

(三)鉴别诊断

腹膜后脓肿需要和腹膜后结核鉴别，后者常有椎体、椎间盘破坏。

【专家指点】

腹膜后脓肿腔内部如果出现气体，则对诊断有很大意义。MRI 对少量气体不敏感，CT 却很敏感，但 MRI 可早期发现病灶，故诊断腹膜后脓肿方面，MRI、CT 各有优点。

二、腹膜后纤维化

腹膜后纤维化(retroperitoneal fibrosis，RPF)根据病因分为特发性和非特发性，根据病理分为良性和恶性。

(一)临床表现与病理特征

RPF 大多病因不明。病变早期为不成熟纤维化过程，可见腹膜后大量纤维组织增生和多种炎性细胞浸润，晚期则为成熟期，纤维化组织包绕局部器官，以输尿管和下腔静脉常见，一般不侵犯器官壁。

RPF 好发年龄为 50～60 岁，男性略多于女性。临床症状取决于病变影响输尿管、下腔静脉、腹主动脉后所产生的一系列症状，累及输尿管时可有尿路梗阻症状。

(二)MRI 表现

RPF 病变多位于腹主动脉、下腔静脉和输尿管周围，并对其包绕。病灶早期肉芽组织内含液体、细胞较多，MRI 检查病变在 T_1WI 为低信号、T_2WI 为高信号，增强检查强化较明显。晚期纤维成分较多，T_1WI、T_2WI 均为低信号。增强检查强化不明显，延迟后有轻度强化。MRU 可以显示输尿管狭窄和肾盂输尿管积水(图 4-18)。

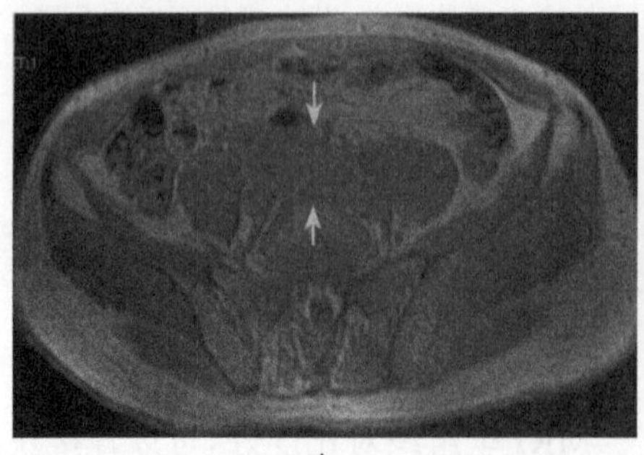

A

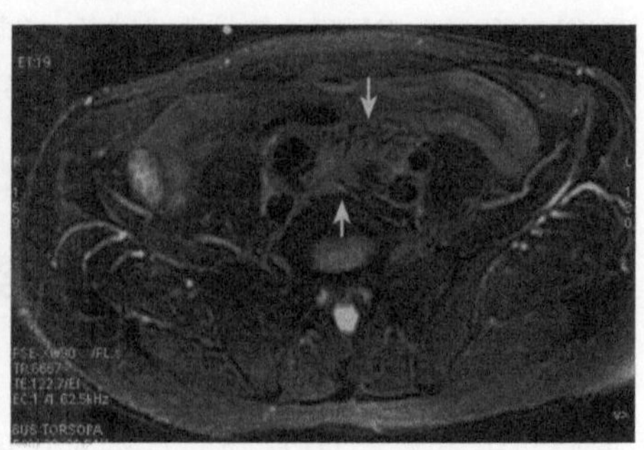

B

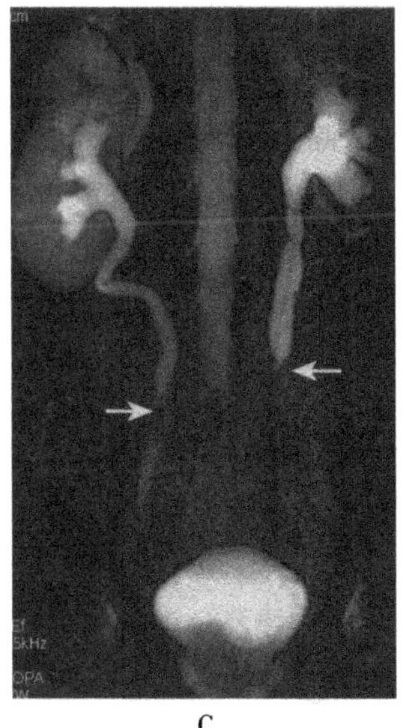

C

图 4-18　腹膜后纤维化 MRI 表现

A.轴面 T_1WI,椎体前方、髂腰肌之间可见不规则等信号病变(箭),与大血管及左侧髂腰肌分界不清;B.轴面脂肪抑制 T_2WI,病变呈稍高信号,形态不规则(箭),病变区域的大血管流空低信号清晰可见;C.MRU,双侧肾盂积水,上段输尿管扩张,中下段输尿管狭窄、中断(箭);左侧扩张输尿管内线样低信号,以及膀胱内球形高信号为医用导尿装置

(三)鉴别诊断

RPF 主要和腹膜后淋巴结转移鉴别。典型的 RPF 斑块大,范围广,呈连续状分布于脊柱前方的大血管周围,表现为较均匀的信号,主动脉及下腔静脉被病变包绕,但无明显移位,输尿管受侵狭窄明显,常引起肾盂输尿管的积水。病变部位的骨组织不出现破坏。病变不超过肾门水平。而腹膜后淋巴结转移为增大淋巴结融合,在主动脉及下腔静脉周围形成分叶状团块影,造成主动脉和下腔静脉受压移位抬高。腹膜后淋巴结转移引起的输尿管狭窄少见,有时还可见到局部骨组织的破坏改变。

【专家指点】

1.肾盂输尿管积水为 RPF 最常见的间接征象,甚至可为本病的首发临床症状。典型表现为下腰部至骶骨上部范围的单侧或双侧输尿管外压性狭窄,梗阻端呈良性狭窄的特征,如锥形狭窄、管腔粗细不均和断断续续的较长的狭窄段。狭窄段以上肾盏、肾盂及输尿管轻、中度扩张积水,很少出现重度扩张。

2.RPF 激素治疗可减轻或好转,这在鉴别诊断中有一定意义。

三、腹膜后肿瘤

腹膜后肿瘤包括原发腹膜后肿瘤和转移瘤。原发腹膜后肿瘤指来自腹膜后间隙组织如脂肪、肌肉、纤维和神经等组织的肿瘤,不包括腹膜后各器官所发生的肿瘤。原发腹膜后恶性肿瘤较多见。

Ⅰ脂肪肉瘤

脂肪肉瘤是最常见的原发腹膜后恶性肿瘤，起源于间叶组织。肿瘤呈侵袭性生长，可进入各个间隙内。

(一)临床表现与病理特征

腹膜后脂肪肉瘤组织学上根据脂肪细胞的分化程度及纤维组织或黏液混合程度分为脂肪性、黏液性和纤维性。其中黏液性最常见，脂肪性含有大量脂肪组织。脂肪肉瘤极少是由脂肪瘤恶变而来，而是一开始即是恶性。脂肪肉瘤多见于 50 岁以上成年人，男性多见。临床多以腹部肿块、腹痛、腰痛等症状就诊。

(二)MRI 表现

MRI 检查脂肪肉瘤肿瘤体积较大，呈圆形、椭圆形、不规则形或呈分叶状，境界清晰。脂肪肉瘤的组织学分化程度，是决定 MRI 信号的关键。分化良好的脂肪肉瘤显示典型脂肪信号，T_1WI 高信号，T_2WI 中高信号，脂肪抑制序列呈低信号。因脂肪肉瘤中可伴有其他成分，在脂肪信号内可见有低信号分隔，增强扫描其可强化，但脂肪组织不强化。分化差的黏液性及纤维成分较多的实体脂肪肉瘤 MRI 信号缺乏特异性，肿瘤为肌肉信号，且不均匀。增强显示肿瘤边缘及内部不均匀强化。

(三)鉴别诊断

1.脂肪瘤　病理、影像上都难与分化良好的脂肪肉瘤鉴别，但脂肪瘤很少发生于腹膜后，肉瘤发生于腹膜后多见，易形成较大的肿块。

2.肾上腺髓质脂肪瘤　瘤内有不同成分的脂肪，但位置在肾上腺，且肿瘤一般较小。

3.肾脏 AML　本身为肾脏病变，肿瘤内同样有脂肪组织，与正常肾组织分界明显，常并有颅内结节性硬化的特征。脂肪肉瘤通常不侵犯肾实质，肾脏、输尿管可被挤压移位。

4.腹膜后畸胎瘤　少数脂肪肉瘤内可有钙化发生，畸胎瘤尽管也有脂肪，但钙化为不规则状，甚至含毛发、牙齿、骨骼成分。

【专家指点】

MRI 对脂肪性脂肪肉瘤诊断价值比较高，对于黏液性和纤维性脂肪肉瘤缺乏特异性，只能做定位诊断，主要依靠穿刺活检诊断。

Ⅱ平滑肌肉瘤

平滑肌肉瘤常起源于消化、生殖系统、后腹膜，在所有后腹膜恶性肿瘤发病率仅次于脂肪肉瘤。

(一)临床表现与病理特征

平滑肌肉瘤为富血供，一般体积较大，呈圆形或不规则肿块，边界清楚，但呈浸润生长，部分有假包膜，可有囊变、坏死，偶见出血。女性多见，大多数患者由于腹膜后间隙较大，结构疏松，组织间阻力小而无明显症状。

(二)MRI 表现

MRI 检查可见腹膜后类圆形或分叶状巨大肿块，T_1WI、T_2WI 多为混杂信号，边界清晰，病变中心多有不规则的坏死与囊变，若合并出血则可见 T_1WI 高信号病灶，外周有一圈低信号环。可推移、压迫输尿管引起尿路梗阻。增强检查实质部分可见不均匀明显强化，也可呈不规则环状强化。肝脏是转移最常见的部位。

(三)鉴别诊断

平滑肌肉瘤巨大肿瘤伴中央坏死，常需要和恶性纤维组织细胞瘤、横纹肌肉瘤鉴别。恶性纤维组织细胞瘤常有钙化，而横纹肌肉瘤多发生于儿童或青少年。

【专家指点】

平滑肌肉瘤容易转移，肝脏是最常见的部位，典型表现为牛眼征。这是平滑肌肉瘤相对特异的一个特点。

Ⅲ恶性纤维组织细胞瘤

恶性纤维组织细胞瘤（malignant fibrosis histiocytoma，MFH）为高度恶性肿瘤，发病部位以四肢多见，腹膜后也是好发部位。

（一）临床表现与病理特征

MFH 为高度恶性肿瘤，发病部位以四肢多见，腹膜后次之。肿瘤组织成分复杂。病变呈不规则形或类分叶状，体积较大，边界清晰，可有包膜，也可弥漫性生长，如与邻近器官粘连，则境界模糊不清。患者以中老年多见，临床症状为腹部疼痛、腹部包块进行性增大。

（二）MRI 表现

MFH 肿瘤体积多较大，多为圆形、类圆形或分叶状，边缘多较清楚，T_1WI 为不均匀低信号，T_2WI 明显高信号。内部可见囊变、坏死、出血或钙化。可对邻近器官产生压迫移位或可侵犯周围组织。增强检查可见均一强化。

（三）鉴别诊断

腹膜后巨大肿块、中心坏死伴钙化，则 MFH 可能性较大。如果没有钙化，不易与其他肿瘤鉴别，但其中央坏死区不如平滑肌肉瘤广泛，平滑肌肉瘤更容易肝脏转移。

【专家指点】

钙化是 MFH 的一个重要特点。CT 或平片检查可以确定有无钙化。

Ⅳ神经源性肿瘤

神经源性肿瘤最常见为神经纤维瘤和神经鞘瘤。

（一）临床表现与病理特征

神经纤维瘤和神经鞘瘤分为良性和恶性，常靠近中线沿脊柱两侧分布。神经纤维瘤可单发或多发，多发患者常合并神经纤维瘤病 1 型，以中青年女性多见。神经鞘瘤起源于神经鞘膜，多见于中老年人。神经纤维瘤和神经鞘瘤常无明显症状，肿瘤增大时，可有局部压迫其他器官的症状。

（二）MRI 表现

神经纤维瘤多位于脊柱两侧腹膜后间隙，良性病变肿瘤体积较小，边缘光滑，周围结构呈推移改变，恶性病变直径多大于 10cm，肿瘤呈不规则结节，可见钙化，有侵犯邻近结构征象。肿瘤一般 T_1WI 为低信号，T_2WI 为高信号。增强内部及周边不规则强化。

神经鞘瘤多位于脊柱两侧，呈圆形或类圆形。肿瘤在 T_1WI 多为稍低或等信号，信号较均匀，T_2WI 为不均匀性高信号，有时病灶中心可呈更高信号，与肿瘤囊变、坏死有关。其内有低信号条斑，代表结缔组织及钙化灶。增强可见不均匀强化，囊变、坏死不强化。

（三）鉴别诊断

良、恶性神经源性肿瘤需要和腹膜后其他良、恶性肿瘤鉴别。神经源性肿瘤多位于脊柱两侧，神经纤维瘤有时为多发，神经鞘瘤可见囊变。

【专家指点】

神经源性肿瘤有良、恶性之分，形态不规则，分叶，囊变、出血、坏死越明显，则恶性可能性越大。

Ⅴ畸胎瘤

畸胎瘤是最常见的生殖细胞源性肿瘤，是由残留在体腔的胚芽细胞分化而来，可分化为三个胚层的结构。腹部的畸胎瘤多发生于腹膜后，少数发生于腹腔。

(一)临床表现与病理特征

畸胎瘤大多在腹膜后间隙的上部,脊柱附近,多为良性,少数可恶变。肿瘤为多房或单房,表面光滑,囊壁厚薄不均,囊壁可见结节。囊内含黄色油脂样物与毛发,有时有牙齿与骨组织。腹膜后畸胎瘤多见于婴儿与儿童,成人少见,女性多于男性。临床多有腹部包块及腹痛、背痛等。

(二)MRI 表现

MRI 检查可以显示较大不均质肿块,边界光整,信号混杂,可见实性、囊性成分、脂肪成分以及球状或团状毛发,有时毛发可漂浮在脂液表面上。囊性肿瘤囊内主要由液体组成,T_1WI 为低信号,T_2WI 为不均匀性高信号。囊实性者,主要由脂质或脂肪组成,T_1WI 可见高信号。囊壁可见形态不同、大小不一的壁结节突向囊内,壁结节为实性成分。实性者,脂质或脂肪成分较少,主要由实质成分组成,T_1WI、T_2WI 为混杂信号。以上几种均可见壁有连续或不连续钙化或骨化,但 MRI 检查对钙化不敏感。增强扫描可见其实质部分有一定程度之强化。

(三)鉴别诊断

1.畸胎瘤主要和脂肪肉瘤鉴别　二者瘤内都可有脂肪,但脂肪肉瘤可呈侵袭性生长,却很少有钙化,畸胎瘤多见蛋壳样钙化,以囊实性多见。

2.良、恶性畸胎瘤相比　恶性畸胎瘤以实性为主,边缘模糊,可有腹水或转移,临床生长迅速。良性畸胎瘤多以囊性或囊实性为主,但当囊性畸胎瘤破裂时也可有腹水。

【专家指点】

1.畸胎瘤内部有脂肪,囊内液体和脂质因为重力关系可形成不同密度的液平面。

2.畸胎瘤壁 MRI 检查由于脂肪信号可见化学位移伪影,是一个相对特征性的征象。

3.恶性畸胎瘤 AFP 阳性,可以为鉴别诊断良恶性畸胎瘤提供一定帮助。

第六节　MRI 检查与诊断注意事项

MRI 检查的器官不同,检查部位不同,检查目的不同,疾病的性质不同(与临床拟诊有很大关系),MRI 检查时的扫描方案和观察重点也就不同。但一般应该兼顾以下几个方面。

(一)对于泌尿系统疾病,MRI 和 MRU 检查和诊断时应注意

1.泌尿系统 MRI 检查时,除常规准备外,检查输尿管或膀胱时,于检查前 2 小时饮适量水,以使检查时尿路处于充盈状态。

2.MRU 检查前也可用呋塞米增加尿量,长 T_2 的尿液给予集合系统自然的对比度。

3.肾外缘偶可见多发切迹,即所谓胎儿性分叶肾,有时也可见局部肾实质突起,称为驼峰肾。还可见 Bertin 柱肥大及卷曲畸形,系从皮质延续到肾盂的在肾锥体之间的皮质柱,有时可肥大增生成卷曲畸形易被误认为肿瘤。肾窦内可见脂肪信号。有时脂肪组织过多可引起肾盂变形可误诊。上述皆属于变异。

4.梯度回波序列的磁场敏感度高,对早期出血特别敏感,对于创伤的患者有利于病变的检查。肾脏良性肿瘤如 AML,其内脂肪与瘤内出血在信号强度上容易混淆,采用梯度回波有利于鉴别。

5.肾癌下腔静脉瘤栓形成,用 MRA 技术非常清楚地显示了瘤栓的全貌。在梯度回波中,瘤栓呈低信号与高信号之血流信号形成对比。造影增强也有助于瘤栓的判断。

6.肾脏和膀胱的周围有高信号的脂肪,有时在肾或膀胱壁一侧可见线状高信号,而在对侧膀胱

壁则出现线状低信号，这是由于化学位移产生的伪影。

（二）对于肾上腺疾病，MRI 检查和诊断时应注意

1.肾上腺腺瘤和结节样增生均含有大量脂肪，而转移瘤和嗜铬细胞瘤不含或含极少脂肪，可以使用同相位和反相位的梯度回波化学位移来鉴别，与不含脂肪的组织相比，含脂肪的组织在反相位图像上表现为低信号。

2.MRI 三维成像发现和寻找异位嗜铬细胞瘤比 CT 优越，若临床高度怀疑嗜铬细胞瘤，而肾上腺区未见占位，应该向膈下、膀胱或后纵隔等处扫描。

3.肾上腺皮质原醛腺瘤一般比较小，其内脂肪比较多，由于肾周围脂肪的存在，故显示直径小于 1cm 的病灶不如 CT，T_1WI 脂肪抑制序列可提高检出率。

4.以脂肪组织为主的肾上腺骨髓脂肪瘤大多在增强时强化不明显或仅轻微的局部少量“雾状”强化，但在含骨髓样组织比例较多的瘤体内，增强时可见明显强化及边缘模糊征象。

5.肾上腺骨髓脂肪瘤在化学位移图像上无反相位信号丢失，这是因为水和脂肪比例大致相同时才会丢失信号，而骨髓脂肪瘤中脂肪成分过多。

6.肾上腺增生和腺瘤的鉴别诊断是非常重要的，肾上腺增生的治疗方法是药物治疗，而腺瘤常通过手术来治疗。不过任何影像检查手段认为肾上腺无肾上腺增生或腺瘤，也不能否定肾上腺增生或腺瘤的存在。

（三）对于腹膜后间隙病变，MRI 检查和诊断时应注意

1.分化成熟的脂肪肉瘤信号，呈典型的脂肪信号特征，T_1WI、T_2WI 均为高信号，随回波时间的延长而递减，脂肪抑制技术也可使脂肪的短 T_1 信号变为等 T_1 信号。

2.原发性腹膜后肿瘤首先应同腹膜后器官肿瘤鉴别　囊性肿瘤应同肾、胰尾及附件囊肿鉴别，实质性肿瘤应同肝、肾、肾上腺和胰腺肿瘤鉴别。以下几点可判断肿瘤定位于腹膜后：①肿瘤推压十二指肠、胰腺和肾脏前移；②肿瘤位于腰大肌前，腰大肌前肾周脂肪影消失；③肿瘤推压肝叶后缘的脂肪影前移；④肿瘤推压升结肠前移；⑤肿瘤位于骶尾椎前，与相邻盆壁肌肉脂肪间隔消失；⑥肿瘤包裹腹主动脉或下腔静脉，致血管向前及向对侧移位。还可以密切结合临床表现，腹膜后器官肿瘤常有相应症状和实验室检查的改变，且出现早。

3.腹膜后肿瘤定性诊断比较困难。脂肪肉瘤是腹膜后肿瘤较常见的一种，其影像表现与脂肪细胞分化程度、纤维组织或黏液样组织混合程度相关，但见到脂肪成分即可帮助定性。巨大肿瘤内见大片坏死区，以平滑肌肉瘤多见。畸胎瘤可呈囊性、混合性或实性，见牙齿或骨骼为其特征，但亦可呈斑块状钙化或无钙化。瘤体内钙化还可见于恶性纤维组织细胞瘤、神经母细胞瘤及海绵状血管瘤等。恶性纤维组织细胞瘤多见于成人，神经母细胞瘤多见于儿童。神经源性肿瘤好发于脊柱旁，通常表现为边界清楚的囊实性肿块或实性肿块，良性者多见。主动脉旁肿块，伴尿香草基扁桃酸和儿茶酚胺增高，提示为异位嗜铬细胞瘤。血管瘤血供丰富，强化显著。

第五章 颅脑外伤

第一节 头皮外伤

头皮外伤是颅脑外伤中最多见的一种。其重要性一般不在头皮外伤本身，而在于头皮外伤往往合并有颅骨骨折和不同程度的脑组织外伤。脑组织外伤是颅脑外伤致死的主要原因。另外，头皮外伤的部位指示着力的方向与位置，有助于颅内脑组织外伤的判断。头皮覆盖于头颅穹隆部，其解剖层次可分为表皮、皮下组织、帽状腱膜、腱膜下组织及颅骨外膜 5 部分。

一、头皮下血肿

【临床表现】

头皮下血肿临床上可无明显症状，有时可表现为局部软组织肿胀。若伴有头皮擦伤、挫裂伤，临床上可表现为局部头皮呈斑点状瘀血。如为锐器伤，头皮有破裂口，深浅不一，可见活动性出血。

【影像学表现】

(1)X 线平片和造影　头皮血肿发生于着力点附近，平片上可见局限性或广泛性头皮软组织肿胀，其内密度稍高，可伴或不伴相应部位的颅骨骨折。若为开放性外伤，可见头皮下积气。单纯头皮血肿一般不行血管造影检查。当头皮血肿合并其他颅内原发性外伤时，方行血管造影检查。血管造影中，有活动性出血时可见造影剂外溢，有时可见动-静脉瘘或假性动脉瘤。若血肿较大时，可见颅外无血管区。

(2)CT　CT 扫描是检查头皮血肿首选的影像学方法。头皮血肿在 CT 平扫图像上可见局限性或广泛性头皮肿胀，局部密度增高，可呈均匀高密度，亦可呈等高混合密度(图 5-1)。

(3)MRI　MRI 检查时间较长。虽然目前一些新的成像序列大大缩短了检查时间，但是 MRI 仍不是头皮损伤首选的影像学检查方法。在 MRI 上，头皮血肿可呈局限性或广泛性软组织肿胀，T_1WI 呈等或略低信号，T_2WI 呈高信号，信号均匀，有时亦可不均匀。

【诊断要点】

头部外伤病史，着力点附近软组织肿胀，CT 平扫图像可见局限性或广泛性密度增高。

二、帽状腱膜下血肿

【临床表现】

由于帽状腱膜下组织为疏松的结缔组织，故帽状腱膜下血肿范围往往较广泛，常跨越颅缝，可见整个头皮软组织肿胀。若合并脑组织外伤，常见的症状有头痛、呕吐、昏迷及神经功能障碍等。

【影像学表现】

(1)X 线平片和造影　侧位 X 线平片上可见广泛头皮软组织肿胀，呈“帽状”位于头颅穹隆部，其内密度稍高，可均匀，也可不均匀。若为开放性损伤，可见头皮下积气。单纯帽状腱膜下血肿一般不行血管造影检查。

(2)CT 和 MRI　CT 是检查帽状腱膜下血肿的首选影像学方法。由于帽状腱膜下组织较疏松，因此CT平扫图像上表现为血肿范围较广泛，似“帽状”裹在头颅穹隆部，呈高密度，密度均匀或不均匀(图5-2)。MRI是帽状腱膜下血肿的辅助检查手段，在MRI图像上可见广泛头皮下软组织肿胀，外层头皮下组织T_1WI呈等或低信号，T_2WI呈高信号；内层帽状腱膜下血肿T_1WI呈等或略低信号，T2WI呈低信号，信号均匀，有时信号也可不均匀。无论CT和MRI均可发现原发性颅脑外伤。

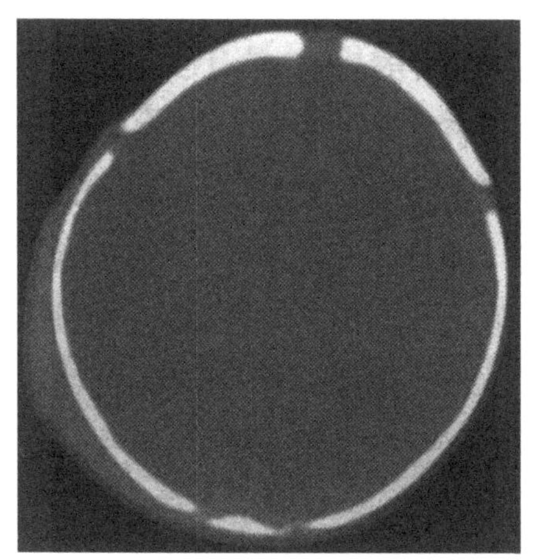

图5-1　新生儿头颅外伤后

头颅CT骨窗示右额颞高密度皮下血肿

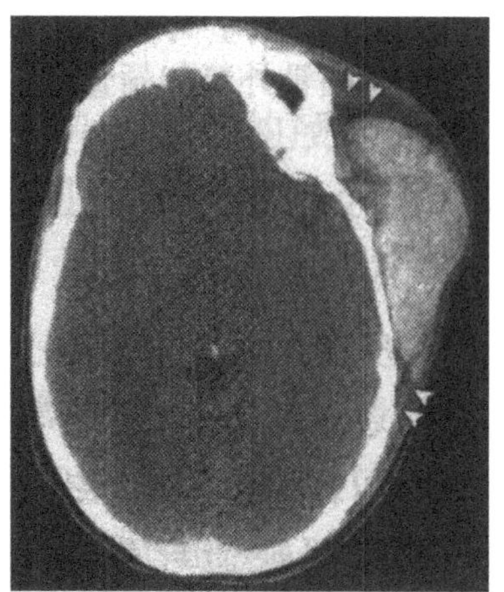

图5-2　帽状腱膜下血肿

头颅CT扫描示左额颞高密度血肿，位于帽状腱膜下(↑)

【诊断要点】

头部外伤病史，CT平扫显示血肿范围广泛，呈高密度“帽状”裹在头颅的穹隆部。

三、骨膜下血肿

【临床表现】

骨膜下血肿可无明显症状，有时仅表现为局部头皮肿胀。若伴有颅脑外伤，可有恶心、呕吐、昏迷及神经功能障碍等症状。

【影像学表现】

(1)X线平片和造影　往往无明显异常改变，或仅见轻度局限性头皮肿胀。骨膜下血肿可伴有颅骨骨折。一般不行血管造影检查，如做血管造影仅可见颅外梭形或新月形无血管区，若有活动性出血则可见造影剂外溢。

(2)CT和MRI　CT是检查骨膜下血肿的首选影像学方法，血肿范围较局限，紧贴颅外板，呈梭形或新月形，为均匀高密度或等高混合密度。骨膜下血肿常伴颅骨骨折，有时可见血肿部位骨折线及撕裂的硬膜进入颅内。MRI是骨膜下血肿的辅助检查手段，T_1WI呈等信号，T_2WI呈高信号，信号均匀。周围头皮软组织肿胀，T_1WI呈低或等信号，T_2WI呈高信号(图5-3)。

【诊断要点】

有头部外伤病史，紧贴颅外板，呈梭形或新月形，为均匀高密度或等高混合密度，常伴颅骨骨折。

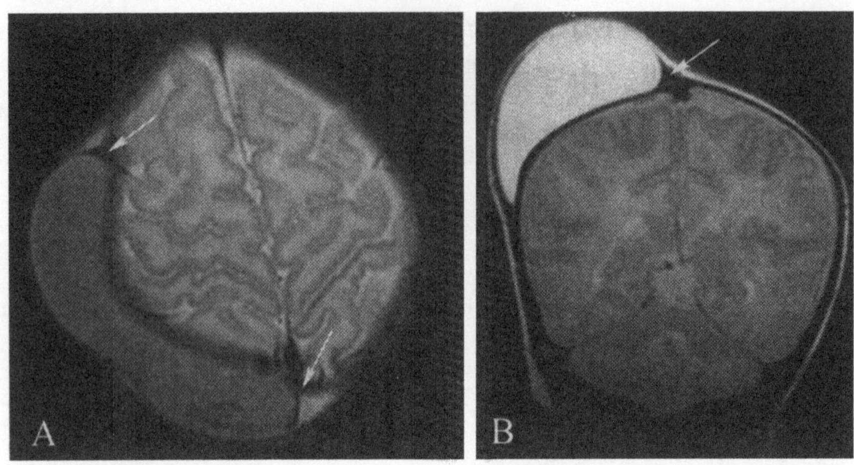

图 5-3 骨膜下血肿

A.MRI 横断面质子像;B.冠状面 T_2WI。右额顶血肿在质子像上呈低等信号,T_2WI 上呈高信号,颅骨外膜揭起(↑)呈黑色低信号,血肿位于颅骨外膜和颅骨外板之间

四、头皮撕脱

【临床表现】

头皮撕脱多因长辫卷入转动的机器中或高速度的钝器切线打击头部所致。创口常常较大,甚至整个头皮撕脱,可因创口大量出血而发生出血性休克。暴露的颅骨可因缺血导致感染或坏死,后果严重。

【影像学表现】

(1)X 线平片和造影 头颅 X 线平片正、侧位及切线位片上可见大片头皮缺损,局部颅骨外露,缺损头皮边缘较毛糙,可伴或不伴头皮血肿,周围头皮肿胀可见头皮下积气。头皮撕脱一般不行血管造影检查。

(2)CT 和 MRI CT 图像上可见大片头皮撕脱缺如,撕脱边缘毛糙,局限颅骨外露,显示范围及深度较 X 线平片更为清晰。撕脱周围头皮肿胀,可见头皮下积气。一般不行 MRI 检查,合并颅脑外伤时方行 MRI 检查(图 5-4)。

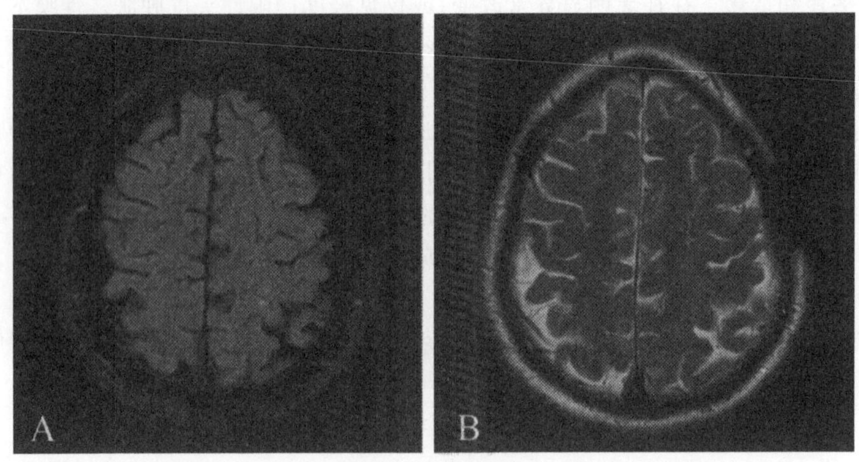

图 5-4 头皮撕脱

横断面 FLAIR(A)和 T_2WI(B),左额头皮软组织撕脱后缺损

【诊断要点】

有头部外伤病史，CT 平扫可见局部颅骨外露，撕裂头皮边缘毛糙，头皮下可见积气。

第二节　颅骨骨折

颅骨骨折占颅脑损伤的 60%，在全身骨折中所占百分比虽不大，但常因严重并发症而致病死率较高。颅骨骨折的症状除一般骨折引起的症状外，常合并脑组织外伤症状，两者是紧密联系的。由于颅脑外伤引起脑水肿、出血和血肿均可导致颅内压力变化，常见的症状有头痛、呕吐、昏迷及脑神经功能障碍等。颅底骨折的患者，常可见到血液或脑脊液自口腔、鼻腔和耳朵内溢出。

一、线形骨折

【临床表现】

线形骨折是常见的颅骨骨折类型，占颅骨骨折的 2/3 以上。

【影像学表现】

(1)X 线平片和造影　X 线平片上，线形骨折表现为锐利而清晰的透亮直线，也可呈分叉或星状放射。骨折线宽度多为 1～3mm，个别宽者可达 1cm 以上。骨折线大多发生在暴力的冲击部，发生在远隔部位者很少见。骨折线常以冲击点为中心向外延伸，一部分颅盖骨骨折可延伸至颅底。在观察骨折线时必须注意以下几点：①骨折线是否跨越血管沟槽迹影。若骨折线通过脑膜中动脉迹影、静脉窦压迹、板障静脉迹影、导静脉迹影和蛛网膜颗粒区域时，很可能撕裂血管引起出血，必要时行 CT 检查以除外脑外血肿。②骨折线是否通过鼻旁窦、中耳及乳突。若通过者亦属开放性骨折，可导致颅内感染。③骨折线是否通过脑神经管和孔。通过者可出现相应脑神经和伴行血管损伤的症状，此时应加特殊部位摄片。如前额部着力伤后一侧视力障碍时应摄视神经孔位片，眼眶部骨折时应摄柯氏位片等。

(2)CT 和 MRI　CT 是诊断颅骨骨折首选的影像学方法，它不仅可显示颅骨骨折的本身，还可显示颅内损伤的情况。CT 图像上骨折线表现为锐利的低密度影。若骨折线跨越血管沟槽区域，常伴硬膜外血肿。单纯线形骨折一般不行 MRI 检查(图 5-5)。

【诊断要点】

有头部外伤病史，头颅 X 线正位片显示线形骨折呈线状透亮影，CT 平扫显示线形骨折呈低密度影。

二、粉碎性骨折

【临床表现】

粉碎性骨折常见于颅盖骨，少数位于颅底的眶顶和枕骨鳞部。

【影像学表现】

(1)X 线平片和造影　X 线平片上粉碎性骨折形成多条骨折线，彼此交错，颅骨碎成数片。骨片互相重叠，常有骨片凹陷和错位；碎骨片也可游离嵌入颅内。如属火器伤，颅内常合并存在金属异物。

(2)CT 和 MRI　CT 是检测粉碎性骨折的有效方法。CT 图像上不仅可显示彼此交错的骨折线、相互重叠的碎骨片，还可观察颅内损伤情况。单纯的粉碎性骨折一般不行 MRI 检查(图 5-6)。

【诊断要点】

有头部外伤病史,头颅 X 线正位片显示骨折片呈粉碎状,CT 平扫显示骨折片呈粉碎、凹陷状。

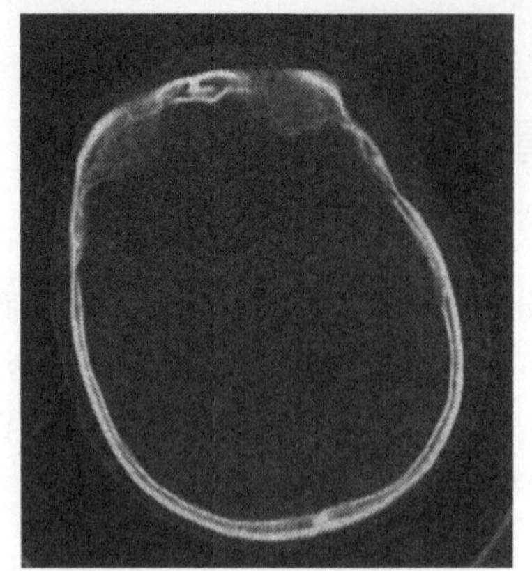

图 5-5 单纯线形骨折

头颅 CT 骨窗见左额颅骨边缘锐利、线样透亮骨折线影

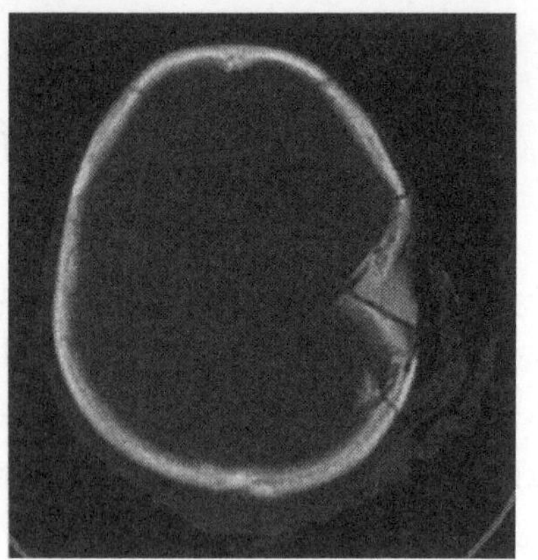

图 5-6 粉碎性骨折

头颅 CT 骨窗,见左额顶粉碎性骨折,骨折线彼此交错,颅骨碎成数片,骨片互相重叠并嵌入颅内

三、凹陷性骨折

【临床表现】

凹陷性骨折大多位于颅盖骨,好发于颞骨,其次为额骨和顶骨,枕骨很少见。由于致伤物与头颅接触面积的大小不同,可分别造成环形或锥形的凹陷性骨折。婴幼儿乒乓球性骨折亦为凹陷性骨折。

【影像学表现】

(1)X 线平片和造影　X 线平片上凹陷性骨折表现常为颅板全层向内凹陷,单纯内板凹陷者极少见,骨折线多不规则或呈环状,常部分透光,部分致密,为骨板断处凹陷和重叠所致。切线位片能确切显示凹陷的深度。

(2)CT 和 MRI　CT 骨窗可清晰地显示凹陷骨折的详细情况,常常是内板凹陷多于外板凹陷。个别情况亦有内板单独向颅内陷入。严重的凹陷性骨折常刺破硬脑膜,可伴局限性硬膜外血肿。单纯凹陷性骨折一般不行 MRI 检查。

【诊断要点】

有头部外伤病史,头颅 X 线正位片显示骨折呈凹陷状,CT 平扫显示骨折呈凹陷状。

四、颅缝分离

【临床表现】

外伤引起的颅缝分离并不少见,其意义与颅骨骨折相同,大多发生于儿童。颅缝分离可单独存在或同时伴有骨折,各缝均可发生,往往以人字缝多见。

【影像学表现】

(1)X 线平片和造影　正常人字缝宽度一般多在 1.5mm 以下,儿童亦不超过 2mm。如超过即可确定有颅缝分离,常伴有骨折,也可引起颅缝错位或重叠。

(2)CT 和 MRI　CT 诊断颅缝分离优于 X 线平片。CT 图像上骨窗片不仅可测量颅缝宽度,还可在同一层面比较两侧颅缝是否对称。因此,在 CT 图像上发现人字缝宽度超过 2mm 或两侧相差 1mm 以上,即可诊断颅缝分离,同时 CT 还可检测颅内损伤情况。单纯颅缝分离一般不行 MRI 检查(图 5-7)。

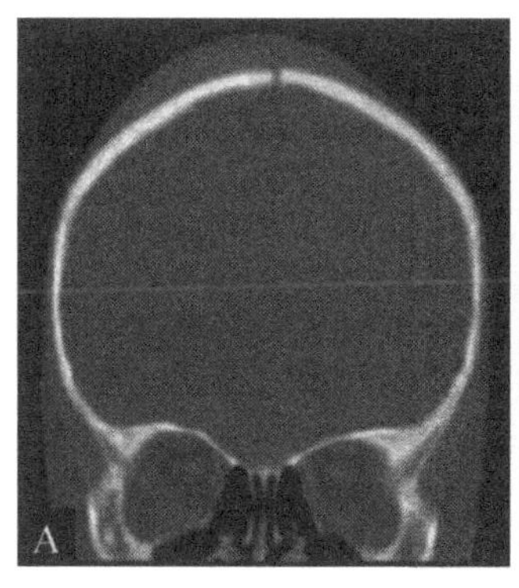

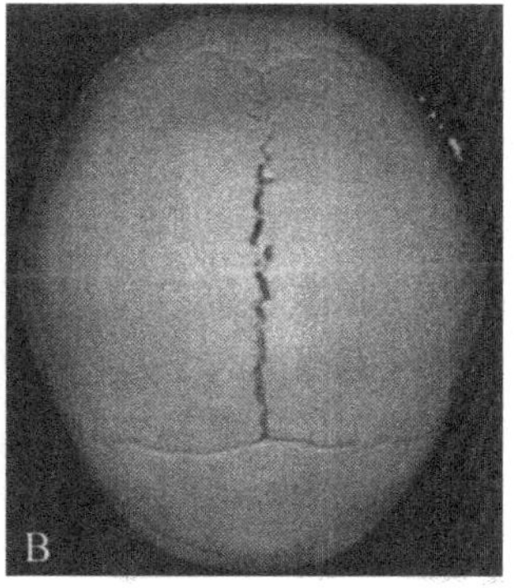

图 5-7　颅缝分离

儿童外伤，颅顶 CT 扫描见颅缝增宽，超过 2mm

【诊断要点】

有头部外伤病史，CT 图像上发现人字缝宽度超过 2mm 或两侧相差 1mm 以上。

五、开放性骨折

开放性骨折是骨折的一种特殊类型，为骨折的同时伴硬膜撕裂，从而使颅腔与外界相通，包括锐器、火器的穿通伤和累及含、鼻窦或乳突气房的颅底骨折。

【影像学表现】

(1)X 线平片和造影　X 线平片上开放性骨折包括各种类型的骨折。例如，线形骨折、粉碎性骨折和凹陷性骨折，并于伤口内可见各种异物。若为穿通性骨折，又可分为两次穿通和一次穿通。为枪弹伤时，子弹可一次穿通颅骨入颅，并再次穿通颅骨出颅；也可仅为一次入颅而留有子弹在颅内。颅内积气和气窦积液是开放性骨折常见的影像学表现。颅内积气在 X 线平片上呈一堆圆形或椭圆形透光气影，有时可以相互融合。颅底骨折涉及充气鼻旁窦或乳突气房时，血液和脑脊液可进入其内，并积于窦腔或气房内。头颅 X 线平片水平侧位投照可显示窦腔内有清晰的液平面存在。若液体充满窦腔也可仅表现为窦腔密度均匀增高，而不见液平面。

(2)CT 和 MRI　CT 是颅骨开放性骨折的首选检查方法，它不仅可显示颅骨骨折本身，还可显示颅内积气及窦腔积液情况。高分辨率 CT 骨扫描与 X 线平片相比，大大提高了颅底骨折的检出率。单纯开放性骨折一般不行 MRI 检查(图 5-8)。

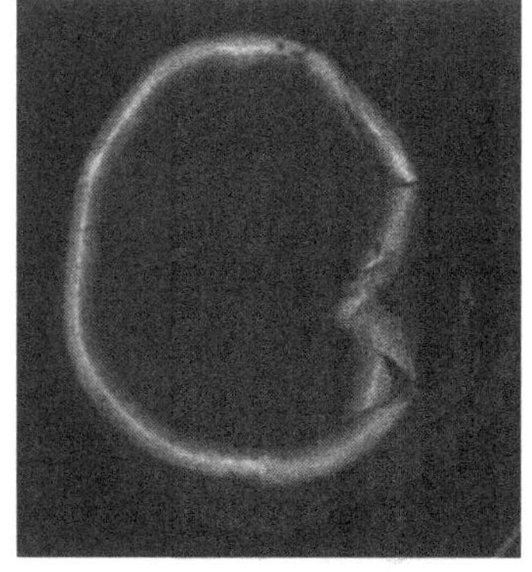

图 5-8　开放性骨折

头颅 CT 扫描骨窗，见左额顶开放性粉碎骨折，

颅内积气，与外界相通，局部头皮软组织撕裂

【诊断要点】

有头部外伤病史，颅骨骨折的同时伴异物、颅内积气和气窦积液。

六、生长性骨折

颅骨生长性骨折由 Howship 于 1816 年首次报道，是由线形骨折不断扩大所致。文献报道其发病率在 0.05%～1.6%。当婴幼儿颅盖部线形骨折的骨折线中间有骨膜或蛛网膜、异物等间隔时，不仅阻止骨折愈合，而且骨折缝隙不断受到蛛网膜下隙、膨出的脑组织或形成的囊肿等的冲击，骨折缘逐渐被侵蚀和吸收，其骨折线不易愈合，间隙反而随年龄增大而逐渐增宽。硬膜、蛛网膜撕裂后未及时修复是生长性骨折形成的主要原因。

【影像学表现】

(1)X 线平片和造影　X 线平片上表现为长条形骨缺损，也可呈卵圆形或不规则形，骨缺损边缘常硬化增白。骨缺损较大时可伴有脑膜膨出或脑膜脑膨出(图 5-9)。

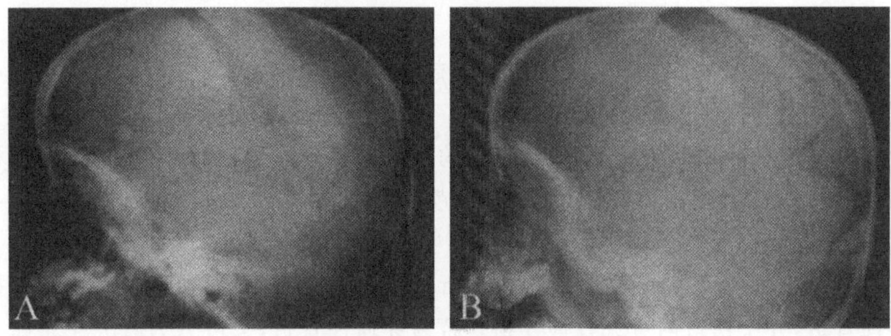

图 5-9　颅骨生长性骨折

头颅侧位 X 线平片示，额顶长条形骨缺损，随年龄增长而逐渐增宽

(2)CT 和 MRI　CT 表现为不规则骨缺损，缺损边缘可见骨质增生，缺损较大时亦常可见脑膜膨出或脑膜脑膨出。

【诊断要点】

既往颅骨线形骨折病史，CT 表现为不规则骨缺损，缺损边缘可见骨质增生。

第三节　外伤性脑外疾病

一、硬膜外血肿

硬膜外血肿以急性者为最多见，约占 85%；亚急性血肿约占 12%；慢性血肿很少见，约占 3%。硬膜外血肿的病死率约为 5%，多数是由于延误就诊，从而延误诊断和治疗所致。少数血肿也可自行溶解，主要因血肿内血液经骨折线进入帽状腱膜下，自行减压。硬膜外血肿伴发硬膜下血肿者约占 20%，很少伴发原发性脑内外伤。

【病理表现】

硬脑膜有两层，外层(即颅骨的内骨膜，又称为内骨膜层)和内层(即所谓脑膜层)。外层紧贴于颅骨内板，特别是在骨缝处粘贴更紧密，故正常时不存在硬膜外间隙，内、外层之间除静脉窦处之外也连接较紧。硬膜外血肿为出血积聚于颅骨和硬膜之间所构成，偶尔血液也可积于两层硬膜之间。外伤致硬膜与颅骨内板剥离所出现的间隙，为破裂血管出血所充填，即形成硬膜外血肿。因硬膜与颅骨内板粘贴紧密，故血肿范围较局限，形状多呈“双凸透镜”形或梭形。血肿可跨越硬膜附着点，但多数不超越颅缝。

【临床表现】

硬膜外血肿占颅脑外伤的1%～4%。主要临床表现如下：①意识障碍：典型病例呈头部外伤→原发性昏迷→中间意识清醒(好转)→继发性昏迷。由于外伤部位、出血情况不同，中间意识清醒期长短不一。严重者可出现脑疝。②颅内压增高：多出现于中间清醒期，检查多显示视盘水肿。③局灶症状：中枢性面瘫、轻偏瘫、运动性失语等较常见。

【影像学表现】

(1)X线平片和造影　X线平片对判断硬膜外血肿有一定价值，因为大多数硬膜外血肿伴有颅骨骨折，且90%以上位于血肿同侧。若见骨折线跨越血管沟槽或其通路，就应考虑该区有硬膜外血肿存在的可能，其中尤以脑膜中动脉沟和静脉窦区的骨折线最为重要。颅后窝硬膜外血肿虽较少发生，但血肿伴有枕骨骨折者高达95%，有时还可伴有人字缝分离。此外，钙化松果体移位对血肿有定侧意义。

血管造影可确定血肿的存在、部位、范围及是否有活动性出血。动脉期表现为脑膜动脉移位及造影剂外溢，其中脑膜中动脉移位在颞顶区硬膜外血肿的发生率最高。例如，颞部硬膜外血肿使脑膜中动脉离开颅板内移时，在颏仰投照的前后位片上，可见眼眶外侧的脑膜中动脉的外凸弧形变为平直，或呈相反的内凸弧形，内移投影于眼眶内；颅中窝底的硬膜外血肿则可见侧位片上脑膜中动脉向上移位，其下凸弧形变平直，甚至呈相反的上凸弧形。脑膜动脉和静脉窦损伤时可在动脉期见到造影剂外溢现象，表现为不规则片状、点状不透光影，不像显影血管有一定的形态。此征象的出现可提示出血来源，但一般只能在外伤后数小时内见到。微血管期表现为颅骨和脑表面血管之间出现梭形或弓形无血管区。颅骨和脑表面血管之间出现无血管区，提示脑组织离开颅骨内板，为脑外血肿的重要征象。该征象的显示一般以微血管期最满意，因为动脉期若摄影过早，可由于造影剂尚未达到末梢动脉而造成误诊，静脉期则仅见大脑浅静脉离开颅板，无血管区形态不连贯；而微血管期脑组织被造影剂“染色”，对无血管区的显示最清楚、完整，并可显示血肿的硬膜侧边缘十分光滑锐利。若血肿压力大于硬膜的张力，则无血管区呈梭形；反之，血肿压力小于硬膜张力，无血管区则呈弓形。静脉期表现为静脉窦的移位。观察静脉窦移位，以侧位片显示比较满意。例如，上矢状窦损伤所致的硬膜外血肿可见上矢状窦下压离开颅板；颅后窝硬膜外血肿常可见窦汇离开颅板前移，其间为无血管区。静脉窦损伤偶在静脉期可见造影剂外溢现象。

(2)CT　急性硬膜外血肿一般都先做CT检查，诊断有困难时，如难以区别硬膜外与硬膜下血肿，难以显示颅底血肿和拟了解脑实质变化的细节时，可进一步做MRI检查。急性硬膜外血肿，典型的CT表现为颅骨内板和脑组织之间的双凸形或梭形的高密度区。此高密度区的密度常较均匀，CT值多介于40～80Hu，其内缘常常十分清楚锐利。出血位于大脑镰两层内层或脑膜硬脑膜之间，可显示为位于中线的双凸面形高密度区，也可显示为从中线向一侧脑组织凸出的高密度区。前一情况即大脑镰内硬膜下血肿，后一情况则为大脑镰旁硬膜下血肿。实际上，出血所致的积血并不位于内层硬脑膜和蛛网膜之间，不应属硬膜下血肿的范畴，而应属硬膜外血肿范畴。但是，这类硬膜外血肿又与其他绝大多数的硬膜外血肿不同，后者位于硬脑膜外层(内骨膜)和颅骨内板之间(图5-10)。

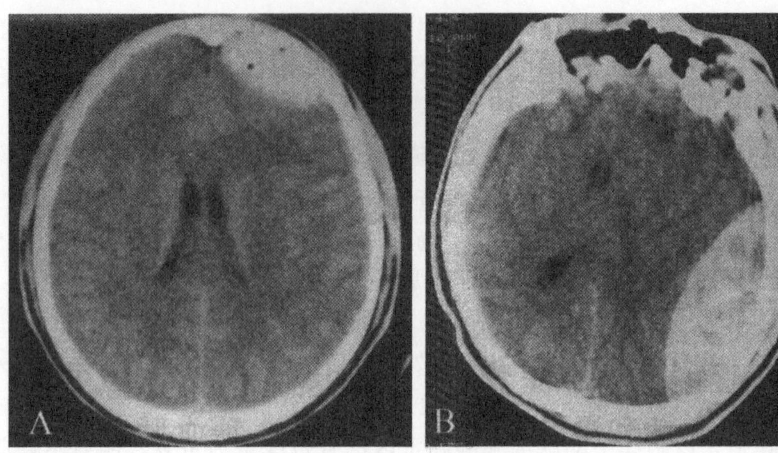

图 5-10　硬膜外血肿

A.左额颅骨内板下梭形高密度区，边缘锐利、清楚；B.左枕颅骨内板下梭形低、高混合密度区，密度可不均匀，提示有活动性出血

(3)MRI　多断面成像对了解血肿的范围优于 CT。此外，MRI 的软组织分辨率也优于 CT，能显示更多的脑内病灶。在 MRI 上，硬膜外血肿的形态与 CT 上的图像相仿，血肿呈梭形或弓形，边界锐利、清楚。血肿的信号强度变化，与血肿的期龄和所用 MRI 机的磁场强度有关。急性期，血肿内缘可见低信号的硬膜，T_1WI 上血肿信号强度与脑实质相仿，T_2WI 上血肿呈低信号强度，亚急性期和慢性期 T_1WI 和 T_2WI 上均呈高信号。硬膜外血肿和其下脑组织之间可显示一代表两层硬膜的低信号带。如上所述，这是区别硬膜外与硬膜下血肿的最佳佐证。有些静脉窦破裂，MRI 扫描除能显示硬膜外血肿位于静脉窦、硬膜外层和颅内之间外，还可显示两层硬膜之间也有积血，表现为此积血的内、外均有低信号线状影，与脑组织及硬膜外层之外的血肿相隔(图 5-11)。

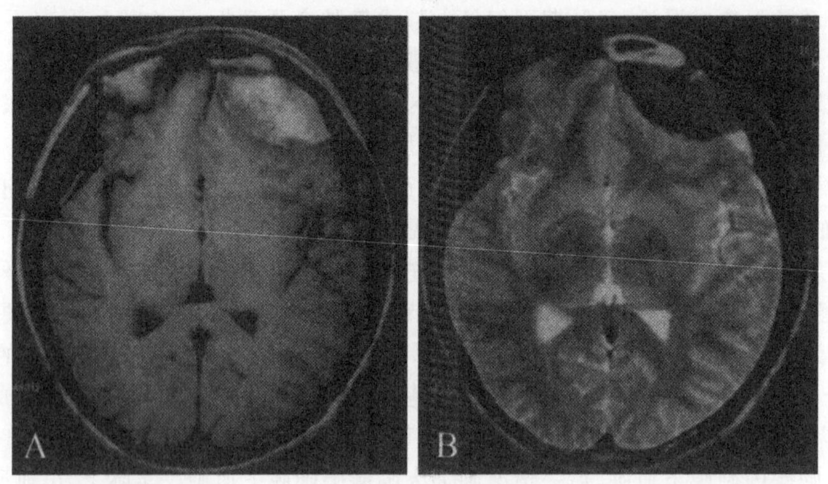

图 5-11　硬膜外血肿

表现为左额颅骨内板下梭形异常信号，边界锐利、清楚。T_1WI 上血肿信号强度与脑实质相仿(A)，T_2WI 上血肿则呈低信号(B)

【诊断要点】

根据患者有急性头部外伤史，CT 表现为颅骨内板下内缘清楚的梭形高密度区，伴占位效应，一般不难诊断。

【鉴别诊断】

主要是急性硬膜下血肿与硬膜外血肿的鉴别。有时急性硬膜下血肿亦可呈梭形高密度区，两者鉴别较难，通常硬膜外血肿范围较局限(邻近矢状缝者例外)，一般不越过骨缝线，多伴颅骨骨折。此外，硬膜下血肿不会跨越天幕上、下，也不会跨越中线(大脑镰)，但有时硬膜外血肿会如此。

二、硬膜下血肿

一般认为硬膜下血肿可分为急性、亚急性和慢性 3 种，但目前对 3 种血肿分期的时限并不十分统一。推荐分期的时限为：伤后 3d 内血肿为急性硬脑膜下血肿；伤后 4d～2 周内的血肿为亚急性硬脑膜下血肿；受伤 2 周后的血肿为慢性硬膜下血肿。

【病理表现】

硬膜下血肿为出血积聚于硬膜与蛛网膜之间的硬膜下间隙之内。硬膜下血肿多见于冲击伤，着力点对侧暴力冲击引起皮质桥静脉撕裂、出血，形成血肿。由于蛛网膜无张力，血肿范围较广，形状多呈新月形，血肿可骑跨颅缝，但不跨越硬膜附着点。血肿好发于额顶部大脑凸面及颅中窝。孤立的镰旁或大脑间的硬膜下血肿，多为非外伤性原因所致。有时，蛛网膜也可撕裂，部分脑脊液经瓣状蛛网膜破口进入硬膜下隙，与血液混合，形成混合性血肿或单纯性硬膜下积液。85%的硬膜下血肿呈单侧性，15%呈双侧性，小儿多见。不伴脑实质损伤的硬膜下血肿称为单纯性硬膜下血肿，伴有脑实质损伤者称为复杂性硬膜下血肿。CT 和 MRI 问世以前，认为这两种血肿的发病率大致相仿；使用 CT 和 MRI 之后，发现复杂性硬膜下血肿似更多见一些。

【临床表现】

硬膜下血肿占颅脑外伤的 10%～20%，占各类血肿的 1/3。在严重的致死性颅脑外伤中硬膜下血肿高达 30%。文献报道的病死率介于 50%～85%。临床上硬膜下血肿以急性、亚急性较多见，且常常合并严重的脑皮质挫裂伤。1/3 患者可伴有骨折，但骨折部位与血肿部位关系不如硬膜外血肿密切。患者多有昏迷、单侧瞳孔散大和其他脑压迫症状，其中昏迷可逐渐加深或清醒后再昏迷。并发脑疝时可出现生命功能衰竭的症状。腰椎穿刺可见血性脑脊液。慢性硬脑膜下血肿的外伤常较轻微，易被忽略，颅内压增高及脑压迫症状出现较晚。

【影像学表现】

(1)X 线平片和造影　X 线平片在诊断硬膜下血肿中价值不大。约 1/3 病例可见颅骨骨折，多数位于血肿对侧。慢性硬膜下血肿可见颅内压增高的表现，如蝶鞍扩大、脑回压迹异常加深等。钙化的松果体移位对血肿有定侧意义。

血管造影在动脉期表现为脑血管移位，可见动脉末梢分支与颅板间距离增宽，上行静脉多伸直，近乎垂直地进入矢状窦。脑动脉少有局限性移位，但可表现为某一段血管较平直或下陷。在出血早期或慢性硬膜下血肿再出血时，造影片上可见不规则片状或点状的造影剂外溢。微血管期可见月牙状或镰状无血管区。由于硬膜下血肿多较广泛，引起脑表面推移不甚明显，故该征象不如硬膜外血肿典型。当慢性硬膜下血肿包裹机化后，血肿张力增高，颅骨板下的无血管区可逐渐增大，呈月牙形或镰状，甚至呈梭形。无血管区的皮质有时可呈不规则状。其实这些不同形态正是硬膜下血肿从急性到慢性发展过程中不同阶段病理改变的反映。静脉期显示静脉窦的移位不甚明显。

(2)CT　一般情况下，CT 扫描就可以解决硬膜下血肿的诊断问题。但是对显示复杂性硬膜下血肿伴发的脑内病变，以及显示以下叙述的等密度血肿，则 CT 扫描常不如 MRI 扫描。

1)急性硬膜下血肿：典型的急性硬膜下血肿表现为位于颅骨与脑组织之间的新月形均匀性高密度病灶。由于硬膜与蛛网膜之间往往为一含少量液体的间隙，一般无甚粘连(在部分成人额区可能有较明显粘连)，所以出血进入硬膜下间隙或硬膜下隙之后，在很短的时间内就可以扩展到较大区域，甚至覆盖大部分脑表面。CT 扫描虽只显示薄层血肿，但手术时清除的血液与血块的量可以很大。血肿的边界可以跨越颅缝，但不能跨越颅内的硬膜间隔，即一般不延及天幕上、下或大脑镰对侧(图 5-12)。

2)亚急性硬膜下血肿：从急性向亚急性血肿转化的过程，即血肿内凝血块不断液化和溶血的过程。溶血后血肿内渗透压增高，邻近水分进入血肿，导致血肿密度(即 CT 衰减值)渐渐降低，以及血肿内缘向脑组织方向膨出，最终可形成类似急性硬膜外血肿的双凸形或梭形状态。介于新月形和双凸形之间者，为所谓的过渡形，即血肿内缘较平直或部分凹陷、部分平直或凸出。

3)慢性硬膜下血肿：慢性硬膜下血肿的外围有包膜形成，其内血块溶解和细胞成分不断减少，渗透压也随之升高。此外，血肿内还有纤维性间隔形成。慢性硬膜下血肿的典型表现为双凸面形成(即梭形)，其密度从慢性早期的略低密度或等密度逐渐降低达低密度。此低密度最终可接近于脑脊液密度，但略高于脑脊液密度。

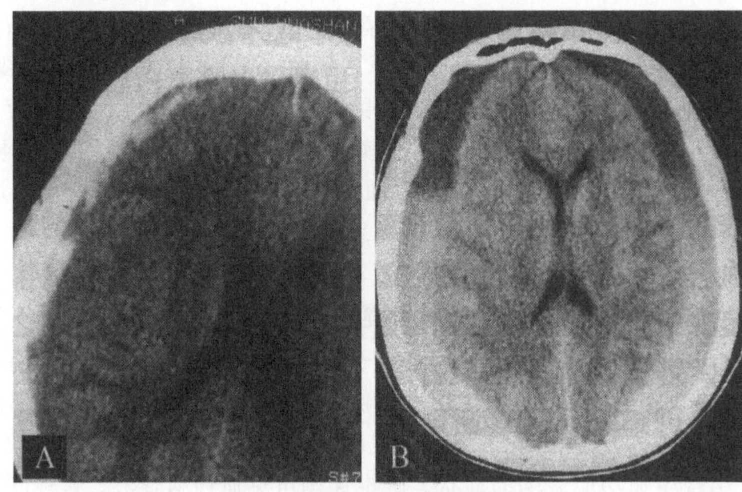

图 5-12　硬膜下血肿(急性期)

A.左额、颞、枕颅骨内板下方新月形高密度区，血肿范围较广，可超越颅缝，甚至覆盖整个大脑半球；B.双侧额、颞、枕颅骨内板下方新月形异常密度，呈分层状，其上部呈低密度区，下部呈高密度区

(3)MRI　一般而论，CT 足以解决硬膜下血肿的诊断问题，但是对显示较小血肿、血肿内部结构、伴发脑内病变和 CT 较难诊断的等密度血肿，MRI 往往优于 CT。

急性硬膜下血肿，由于去氧血红蛋白的存在，MRIT_1WI 呈现为新月形低或等信号影，T_2WI 为低信号影。亚急性硬膜下血肿的早期，由于细胞内高铁血红蛋白的存在，T_1WI 从急性期的低或等信号转变为高信号，此高信号首先出现于血肿周边，然后渐渐涉及血肿中央，T_2WI 仍保持原急性期的低信号。亚急性硬膜下血肿的后期，则 T_1WI 和 T_2WI 均呈现为高信号，这是因为此时血肿含细胞外高铁血红蛋白。血肿形态如前段关于 CT 扫描所述，不予重复。与脑内血肿不同，亚急性硬膜下血肿的细胞外高铁血红蛋白所造成的高信号，似乎消失较快，可能是因为细胞外高铁血红蛋白较快被分解、吸收或稀释。但是，随着血肿内蛋白质成分的增高，也会影响血肿的弛豫时间。随着蛋白质水平的增高，可以容许更多的自由基结合在蛋白质分子上，因而减少了自由基对弛豫时间的影响，继而使信号增高。此外，再出血也可使亚急性硬膜下血肿的信号强度增高，并一直持续至慢性期。如 CT 表现一样，亚急性硬膜下血肿的 MRI 表现也可以出现所谓血细胞比容效应，即血肿上部显示为高信号，血肿下部显示为低信号，两者之间形成液-液平面。这种表现以 T_2WI 显示特别突出。上部高信号的原因为血液的血浆成分或含稀释的游离的高铁血红蛋白，下部低信号的原因为下沉的细胞成分中含去氧血红蛋白或细胞内高铁血红蛋白。慢性硬膜下血肿的 MRI 信号强度变化与脑内血肿相比，颇有不同之处。脑内血肿达慢性期后，其内一般都含有引起 T_1WI 和 T_2WI 高信号的成分，可能是因为含蛋白质成分较多。慢性硬膜下血肿内的蛋白质成分含量较低，可能为其邻近蛛网膜下隙内脑脊液透入所稀释或蛋白质成分透进蛛网膜下隙所致。所以，T_1WI 呈现为等或略低信号，T_2WI 为高信号，而此高信号常不及慢性脑内血肿者或亚急性硬膜下血肿者高。慢性脑内血肿的周边由于有含铁血黄素和铁蛋白沉积，故 T_2WI 呈现为一低信号环；但是，在慢性硬膜下血肿则无此现象。这是因为慢性硬膜下血肿包膜内的微血管源于硬膜和蛛网膜，不存在血-脑屏障，血肿内的出血成分被巨噬细胞吞噬后，不会沉积于血肿包膜内，而是沿包膜血管进入大循环，因此血肿壁上没有含铁血黄素和铁蛋白沉积。然而，慢性硬膜下血肿的间隔内则可能显示为 T_1WI 和 T_2WI 低信号，这是因为可能有含铁血黄素和铁蛋白沉积，以及间隔本身纤维组织的特性(图 5-13)。

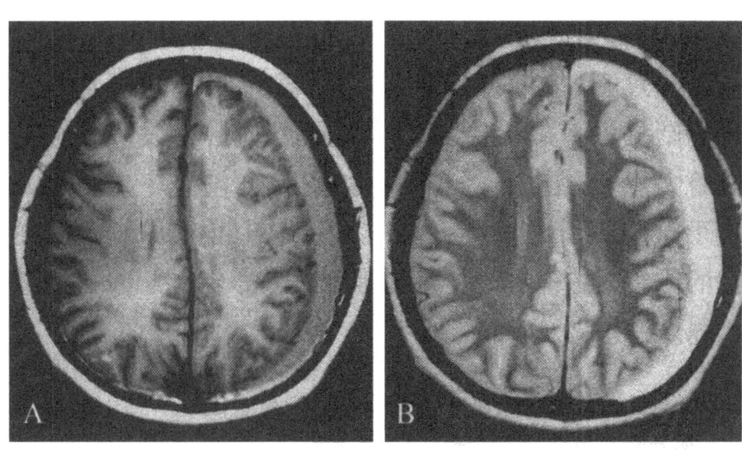

图 5-13　硬膜下血肿

左额、颞、枕颅骨内板下方新月形异常信号，边界锐利、清楚。在 T_1WI(A)和 T_2WI(B)上均呈高信号

MRIT_1WI 增强扫描往往能显示血肿包膜增强。如上所述，血肿包膜首先形成于血肿外侧，即硬膜侧，然后才渐渐涉及血肿内侧，即蛛网膜侧。血肿形成大约 1 个月后，血肿外侧包膜的厚度可如硬膜般厚。MRI 增强所见明显优于 CT 者，因其能显示 CT 难于显示的血肿外侧包膜增强。除血肿包膜增强外，增强后还可显示硬膜增强。硬膜增强的原因可能为出血刺激导致化学性脑膜炎。硬膜增强持续可长达 1～2 年之久。有时也可见软脑膜蛛网膜增强，但持续时间较短，罕有达 1 年以上者。血肿行开颅手术后更常出现硬膜增强。

【诊断要点】

根据 CT 和 IRI 典型表现，各期硬膜下血肿的诊断不难。CT 诊断急性硬膜下血肿尤为迅速可靠，而等密度的亚急性和慢性硬膜下血肿，则 MRI 扫描更易于诊断。

【鉴别诊断】

有时应注意与下列情况鉴别。

(1)脑萎缩　脑萎缩所致的蛛网膜下隙扩大，有时应与两侧较小的低密度慢性硬膜下血肿鉴别。前者无占位效应，脑回无受压。

(2)硬膜下积液　CT 图像上低密度慢性硬膜下血肿有时可与硬膜下积液相混淆。后者系蛛网膜撕裂,形成活瓣,使脑脊液进入硬膜下隙而不能回流。CT 表现为颅骨内板下新月形低密度区,与脑脊液密度相近,无或仅有轻微占位效应;MRI 表现为其信号与脑脊液相仿。

(3)硬膜外血肿　由于硬膜外和硬膜下血肿均可能出现不甚典型的表现,以致有时难以区分,而且两者同时存在的机会也并不罕见,故往往需根据以下特征加以区分。①硬膜外血肿的边界,除非涉及矢状缝(矢状窦破裂),一般不跨越骨缝线;而硬膜下血肿的边界则可以跨越骨缝线,但不跨越颅内的硬脑膜间隔,即不会越过大脑镰向对侧蔓延。②硬膜外血肿可以跨越天幕,同时涉及幕上和幕下;而硬膜下血肿往往不同时涉及幕上、幕下。③CT 扫描时,硬膜外血肿的边界常十分清楚规则(近颅顶部者可较模糊);而硬膜下血肿的边界则常没有那么锐利。④硬膜外血肿常发生于受伤的着力点,多数伴有同侧颅骨骨折;而硬膜下血肿常继发于对冲伤,较少伴有骨折。⑤MRI 可显示硬膜外血肿的内缘有一层代表硬脑膜的低密度线,与脑组织相隔。

三、硬膜下积液

外伤性硬膜下积液又称为外伤性硬膜下水瘤,约占外伤性颅内血肿的 10%。本病有时亦与硬膜下或硬膜外血肿同时伴发。

【病理表现】

头部着力后导致脑在颅腔内移动,造成脑表面、视交叉池或外侧裂池等处蛛网膜撕裂,脑脊液经瓣状蛛网膜破口进入硬脑膜下腔而不能回流。当患者咳嗽或用力时,继续有脑脊液进入腔内,经数小时、数天或数周,硬脑膜下腔可有大量液体积聚,覆盖额顶颞叶表面,一般为 50～60mL,多者在 100mL 以上。根据其病程不同,可分为急性、亚急性和慢性 3 种类型。急性者液体多呈血性,即蛛网膜下隙的血性脑脊液进入硬膜下隙;亚急性者呈黄色液体;慢性者多为草黄色或无色透明液体。

【临床表现】

急性期患者可出现头痛、恶心、呕吐等颅内压增高表现;亚急性和慢性患者可有视物模糊、复视和视盘水肿。约半数患者出现轻偏瘫、失语、局灶性癫痫等症状。其他症状可见嗜睡、定向力差、精神失常等。病情严重时出现昏迷、瞳孔散大及脑强直等脑疝症状。

【影像学表现】

(1)X 线平片和造影　硬膜下积液在 X 线平片上往往无阳性发现。血管造影动脉期可见双侧对称的无血管区,大脑前动脉侧移位或仅轻微移位;无血管区多呈狭带,从大脑镰延伸到颅底,完整包裹在大脑半球之外。静脉期除静脉移位外,其他改变均不明显。

(2)CT　为诊断硬膜下积液的首选方法。CT 平扫表现为均一的脑脊液密度,呈新月形,位于受压的脑组织与颅骨之间。老年人多见为双侧性(图 5-14A)。

(3)MRI　硬膜下积液在 MRI 扫描上呈新月形,T_1WI 呈低密度,T_2WI 呈高密度,密度均匀(图 5-14B)。

【诊断要点】

CT 平扫表现为位于受压的脑组织与颅骨之间的、均一的脑脊液密度病灶,呈新月形。

【鉴别诊断】

外伤性硬膜下积液需与慢性硬膜下血肿相鉴别。鉴别要点:①血肿由于蛋白质含量增加,在 CT 图像上 CT 值稍高于脑脊液;在 MRI 上,由于 T_1 弛豫时间因蛋白质含量增加而缩短,故 T_1WI 呈高密度。②血肿有包膜,增强后扫描可见包膜强化。③硬膜下积液更好发于双侧。

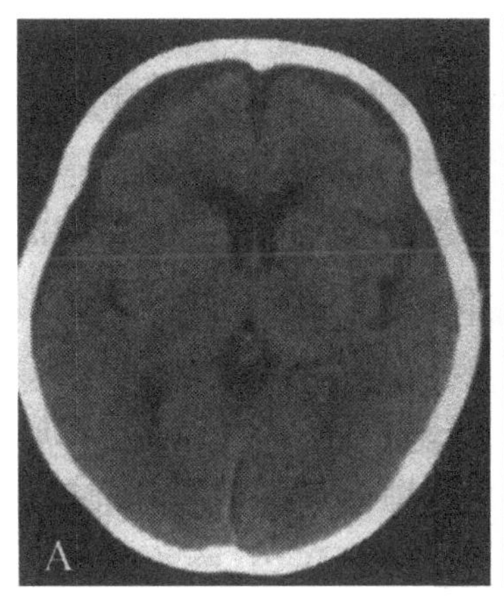

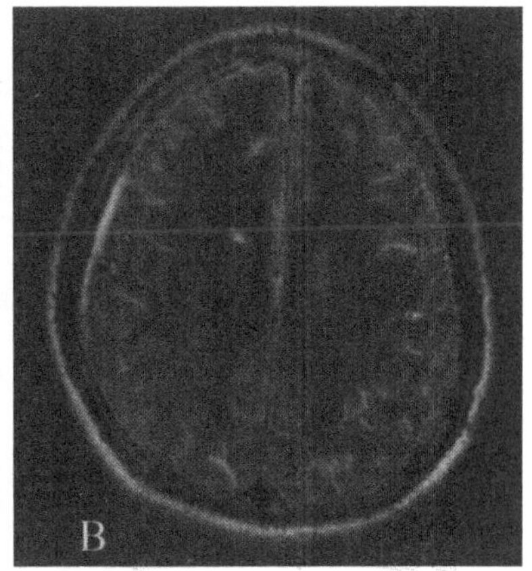

图 5-14　硬膜下积液

A.头颅 CT 平扫示两额硬膜下隙扩大，可见低密度液体积聚；B. $MRIT_2WI$ 示右额硬膜下高密度线样液体影

四、蛛网膜下隙出血

蛛网膜下隙出血临床上分为外伤性和自发性两大类。本节主要介绍外伤性蛛网膜下隙出血。外伤性蛛网膜下隙出血是指颅内血管破裂后血液进入蛛网膜下隙，往往伴有硬膜下血肿及中度、重度脑组织原发外伤。

【病理表现】

病理上，血液进入蛛网膜下隙后使脑脊液呈血色，整个或部分脑表面呈紫红色。在脑沟、脑池内由于血细胞沉积，染色更深。如出血量大，脑表面常有薄层血凝块掩盖，于颅底部脑池或桥小脑角池及小脑延髓池内血凝块积聚更明显。随着时间的推移，蛛网膜下隙红细胞溶解，释放出含铁血黄素，使邻近脑皮质、软脑膜呈铁锈色，亦可造成蛛网膜粘连。有时血液进入蛛网膜下隙后可引起血管痉挛，造成大脑皮质和髓质水肿，严重者可造成局部梗死灶及脑软化灶。

【临床表现】

外伤性蛛网膜下隙出血占颅脑外伤的 60%～80%。常常伴有颅内损伤，临床上主要表现为剧烈头痛、呕吐、意识障碍、抽搐、脑膜刺激征，有时可出现偏瘫及脑神经障碍。腰椎穿刺显示血性脑脊液为本病的确诊依据。

【影像学表现】

(1)X 线平片和血管造影　X 线平片多无异常发现。血管造影最直接的表现为造影剂外溢，但这种征象非常少见。有时血管造影可见脑血管痉挛等间接征象。

(2)CT　为诊断蛛网膜下隙出血的首选方法。在出血 1～2d 时，CT 扫描的发现率为 80%～100%。随着时间的延长，其发现率逐渐下降，一般出血 1 周后 CT 扫描已很难有所发现。因此，临床一旦怀疑为蛛网膜下隙出血应尽快、尽早地行 CT 扫描。CT 图像上的特征性表现为基底池、侧裂池和脑沟内较为广泛的高密度影，其密度与出血量、血细胞比容及 CT 扫描距出血时间长短有关。出血量越多，脑脊液稀释越少，血细胞比容越高，密度越高；如果出血量少，或者严重贫血患者，即使出血量较多，亦不易发现。随着出血时间的延长，血液稀释，红细胞分解，血液密度逐渐减低，可与脑组织相仿，呈等密度。此时可依据基底池和脑沟消失来做出诊断。有时蛛网膜下隙出血沿大脑镰分布，表现为大脑镰增宽和密度增高，必须与大脑镰钙化鉴别。

蛛网膜下隙出血常伴发脑室内出血，由于脑室内大量积血，可造成急性梗阻性脑积水，其发生率约占蛛网膜下隙出血的20%,这种脑积水常首先表现为颞角增大,然后涉及脑室其他部分。一般在出血4d后脑积水征象消失,但部分病例随时间延长,脑室内血液分解和脑脊液吸收,同时伴发蛛网膜颗粒纤维化,可演变成交通性脑积水。此时脑室、脑池造影CT扫描可明确诊断(图5-15)。

蛛网膜下隙出血后,脑血管痉挛现象很常见。当血管痉挛较严重或同时伴发血管壁内出血时,可造成脑缺血和脑梗死,这是蛛网膜下隙出血常见而危险的并发症,发生率为25%~42%。绝大多数病例发生于出血后2周,表现为片状密度减低区,亦可出现占位效应及强化表现。

蛛网膜下隙出血常同时伴发脑皮质挫裂伤和(或)硬膜下血肿,CT扫描亦可发现脑皮质挫裂伤和(或)硬膜下血肿的表现。

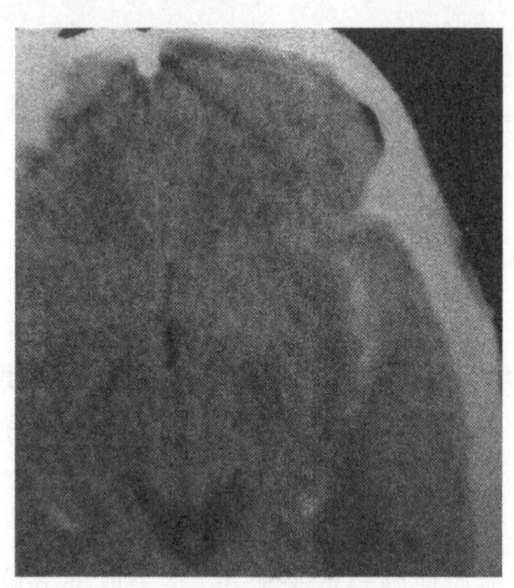

图5-15　蛛网膜下隙出血(一)
表现为左侧裂池广泛的高密度影

(3)MRI　实验性研究认为,不管是与脑脊液混合的血液或纯血,其T_1、T_2弛豫时间缩短,T_2弛豫时间缩短更为明显。故在T_1WI上密度增高,呈等密度;在T_2WI上则密度减低。在患者中情况更复杂。CT诊断蛛网膜下隙出血时,所显示的高密度与血红蛋白的含量有关。一般在出血3~5d后这种蛋白质被逐渐吸收或被脑脊液所稀释,故CT值日益减低,以致不能显示。MRI诊断蛛网膜下隙出血,所显示者却与血红蛋白及其代谢产物的结构有关。蛛网膜下隙出血的早期,脑脊液中所含血红蛋白主要为氧合血红蛋白和去氧血红蛋白,脑脊液的氧张力为5.73kPa(43mmHg)。这种情况下血红蛋白中约72%为氧合血红蛋白,约28%为去氧血红蛋白。氧合血红蛋白虽增加了脑脊液中的蛋白质含量,引起少量质子密度的增加,但常不足以造成肉眼可见的密度强度变化。去氧血红蛋白可造成T_2弛豫时间缩短,缩短程度与其浓度平方成正比,也即T_2弛豫时间缩短37.8%,这样少量的T_2弛豫时间缩短一般不能在MRI上显示。因此,在蛛网膜下隙出血的急性期,MRI显示极差,这时应做CT检查。数天后血红蛋白逐步氧化成顺磁性高铁血红蛋白,可致T_1弛豫时间明显缩短,T_1WI则显示为高密度带。对于CT扫描难以显示的亚急性或慢性蛛网膜下隙出血,MRI扫描显示效果较佳。在MRI上,T_1WI呈低密度,T_2WI呈高密度,但由于其密度特点与脑脊液相似,因此常规MRI较难检出蛛网膜下隙出血;而FLAIR序列可使游离水密度衰减,所以蛛网膜下隙脑出血在FLAIR序列上呈相对高密度(图5-16)。

【诊断要点】

蛛网膜下隙出血急性期的CT表现较为典型,即基底池、侧裂池、脑沟呈高密度,结合外伤病史,较易诊断。MRI一般不用于急性期诊断,但对1周后的蛛网膜下隙出血诊断效果则优于CT。

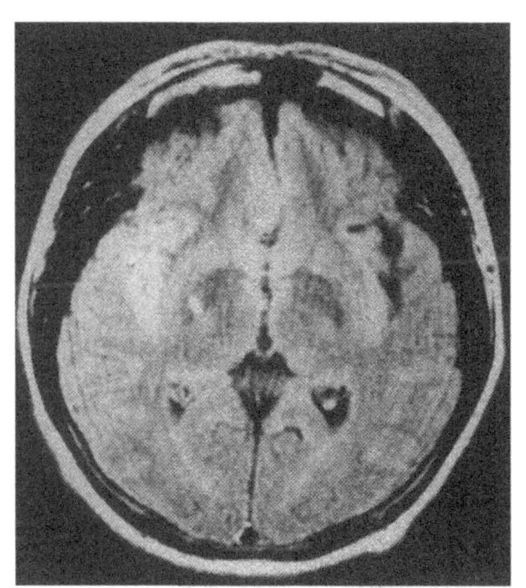

图 5-16　蛛网膜下隙出血(二)

FLAIR 呈高信号

【鉴别诊断】 CT 图像上，沿大脑镰分布的蛛网膜下隙出血需与正常大脑镰区别。一般情况下，纵裂内蛛网膜下隙出血常可进入大脑半球的中央沟，常伴有其他脑池、脑裂的积血，可帮助鉴别诊断。